Thomas Hartl
LEBE!

Thomas Hartl

LEBE!

Diagnose Krebs als Chance zur Veränderung

ueberreuter

Hinweis

Dieses Buch zeigt individuelle Wege von Menschen auf, wie sie mit ihrer Erkrankung umgegangen sind. Die Beiträge sind in Kooperation zwischen dem Autor und den beteiligten Personen entstanden. Die Texte bezüglich Mag. Monika Hartl und Dr. Hans Morschitzky sind nach Interviews mit diesen Experten vom Autor verfasst worden. Der Text von Dr. Helmut Retzek wurde von diesem selbst verfasst. Trotz sorgfältiger Bearbeitung erfolgen sämtliche Angaben in diesem Buch ohne Gewähr. Eine Haftung des Autors, der anderen an der Entstehung des Buches beteiligten Personen und des Verlages aus dem Inhalt dieses Werkes ist ausgeschlossen.

Die im Buch angeführten Fallgeschichten sollen dem Leser vor Augen führen, wie einzelne Menschen angesichts ihrer Erkrankung gehandelt haben. Eine fachkundige medizinische Beratung und Behandlung ist bei Krankheitsverdacht unbedingt notwendig. Für eine korrekte Untersuchung und Diagnose ist es unerlässlich, einen Arzt aufzusuchen.

1. Auflage 2015

ISBN 978-3-8000-7615-4

Covergestaltung: s-stern.com
Coverbild: Andy Roberts/Getty Images
Satz: Strobl, Satz·Grafik·Design, Neunkirchen
Druck und Bindung: Finidr s.r.o.

www.ueberreuter-sachbuch.at

Inhalt

»Was für ein herrliches Leben hatte ich!
Ich wünschte nur, ich hätte es früher bemerkt.«
Colette

Vorwort

Das Leben ist lebenswert. All die kleinen und großen Freuden, die Siege und auch die Niederlagen, die alltäglichen, immer wiederkehrenden Gedanken, die Gesten und Worte, die langen Tage und die kurzen Nächte, all das ist schön und macht uns aus. Leider erkennen wir das oft recht spät im Leben. Oft bemerken wir diese Tatsache erst, wenn die Gefahr droht, das Leben zu verlieren. Solch eine Gefahr ist zwar latent immer vorhanden, doch die tatsächliche Gefahr tritt immer abrupt und oft ohne Vorwarnung an uns heran. In den meisten Fällen durch eine schlimme Diagnose. Eine Diagnose, wie Krebs eine ist. Wenn man eine solche Diagnose erhält, die einem kundtut, dass man vielleicht nicht mehr lange zu leben hat, dann bricht alles in einem zusammen. Das ganze Kartenhaus des Lebens stürzt ein, rasch und mit einem leisen Zittern. Niemand möchte so etwas erleben und doch ereilt es so viele. Und obwohl es so viele sind, ist man immer allein in dieser Situation. Kaum einer ist darauf vorbereitet, kaum einer hat einen Psychologen zur Seite, der ihn sofort auffangen würde. Ein Arzt teilt Ihnen das vermeintliche Todesurteil mit und schon stehen Sie wieder auf der Straße. Mit sich allein und Ihrem Alptraum. Sie wünschten, es wäre ein Traum, ein wenig fühlt es sich auch so an und doch – und doch. Kein Traum. In dieser Situation wäre es gut, rasch psychologische Hilfe zu bekommen. Die Familie und Freunde können zwar eine Stütze sein, sind mit dieser Situation aber meist überfordert. Wenn man sich vom ersten Schock erholt hat, stellt sich die Frage: Was werde ich tun? Mich dem Schicksal ergeben? Kämpfen? Und: Warum ist mir das passiert? Manche haben schnell eine Antwort parat, sie fühlen tief in sich, sie wissen oder meinen zu wissen, warum es sie erwischt hat. Ihr Lebensstil, das schlechte, stressige, unglückliche Leben, die vielen Zigaretten, viele Gründe fallen manchen ein. Ob sie zutreffen, kann niemand mit Gewissheit sagen. Es wird vermutet, dass immer eine Wechselwirkung von Körper, Psyche und Umwelt vorliegt, die bei ungünstigen Bedingungen zum Ausbruch von Krebs führt. Andere wieder stehen vor einem großen Rätsel und sehen keinerlei Gründe für ihre Erkrankung.

Allen gemeinsam ist, dass nun ein neuer Lebensabschnitt begonnen hat. Die Therapie steht an. Wochen und Monate des Kampfes um das eigene Leben. Wochen und Monate, auf die niemand vorbereitet ist. Fast jeder kennt zwar den einen oder anderen, der daran erkrankt ist, aber es ist etwas anderes, ob man davon hört oder ob man plötzlich und überfallsartig mittendrin ist in einem Film, in dem man unfreiwillig und unweigerlich die Hauptrolle spielt. Jetzt ist sie da, die Krankheit, die Krise deines Lebens. Das Gute daran: Man ist in diesem Film nicht nur der Hauptdarsteller, sondern auch der Regisseur. Zumindest wenn die Sache nicht völlig aussichtslos ist, und in den meisten Fällen ist sie das nicht, denn eine deutliche Mehrheit überlebt den Krebs. In der Zeit der Therapie und der Zeit danach entscheidet man selbst, wie das Leben weitergeht. Wird es so bleiben wie bisher oder will man nach dieser Zäsur neu beginnen? Etwas ändern an seinem Leben oder an sich selbst, als Person? Manche treffen eine solche Entscheidung sehr bewusst, sie wollen anders weitermachen als bisher. Andere ändern sich zwangsläufig durch die Umstände und erfahren erst von dritten, dass sie nicht mehr dieselben sind wie früher.

Jede Krise ist ein Katalysator für einen Neuanfang. Übersteht man eine schwere Erkrankung, bietet das die Chance auf einen solchen Anfang, auf Veränderung. Eine Chance wohlgemerkt, kein Muss. Es soll kein Zwang entstehen, alles umzukrempeln, keine Idealisierung eines Neuanfangs. Viele Menschen in dieser Situation sind einfach noch zu kraftlos, zu müde und erschöpft. Es dauert seine Zeit – mal kürzer, mal länger –, bis man sich erholt hat. Für viele jedoch ist bereits diese Zeit der Regeneration der Beginn einer Veränderung. Manche empfinden die Diagnose Krebs als einen Wink mit dem Zaunpfahl. Eine ultimative Aufforderung, das Leben drastisch zu ändern. Vorerst wissen sie oft zwar nur, was sie *nicht* mehr machen möchten, um nie wieder auf dem OP-Tisch liegen zu müssen, nämlich alles, was einem nicht guttut – ungesunde Verhaltensweisen, negative Umstände, falsche Freunde, ein schlechter Lebensstil. Sind erst einmal der Schock und später auch die Erkrankung überwunden oder ist man zumindest stabil, dann erkennen oder fühlen viele: Das Leben gibt mir eine neue Chance.

Thomas Hartl

Einleitung

Rund zwei Millionen Menschen im deutschen Sprachraum befinden sich in der sogenannten Krebsnachsorge. Das bedeutet im Wesentlichen, dass sie sich nach Abschluss der Tumorbehandlung in der Regel fünf Jahre lang Untersuchungen unterziehen, um eine möglicherweise wieder aufgetretene Krebserkrankung frühzeitig entdecken und behandeln zu können. Zwei Millionen Betroffene! Und dazu kommt die noch größere Anzahl an Angehörigen, Partnern und Eheleuten. Und wenn man auch noch an die Millionen von Menschen denkt, die ihre Erkrankung langfristig überlebt haben und als geheilt gelten, aber ebenso betroffen sind in dem Sinn, als dass einen auch eine überwundene schwere Erkrankung in seinem Verhalten, den Gedanken und Gefühlen nachhaltig prägt, ergibt sich eine riesige und unüberschaubare Anzahl an Menschen, die mit diesem Thema konfrontiert sind. Eine große Masse, anonym und nicht greifbar, doch sie besteht aus Millionen Einzelschicksalen, aus Menschen wie du und ich.

Wie ergeht es all diesen Menschen? Man kann es sich vielleicht vage vorstellen, aber wie geht es ihnen wirklich? Wer weiß das schon? Ab und zu erfährt man von einer prominenten Person, dass sie erkrankt ist, aber wie geht es all den »normalen« Menschen? Wie sieht ihr Leben aus, wie steht es um ihre Sorgen und Probleme, aber auch ihre Freuden und ihren Kampf? Man weiß es nicht. Für Betroffene und deren Angehörige wäre es jedoch interessant und auch hilfreich zu wissen, wie es den anderen ergeht, ob diese die gleichen oder ähnliche Sorgen und Ängste haben und wie diese damit umgehen, und vor allem auch, wie sie es schaffen, ihre Krankheit zu überwinden und wieder ins Leben einzutauchen. Das zu erkunden und aus den sich daraus ergebenden Puzzleteilen an Einzelschicksalen ein umfassendes Bild der Lebenssituation der Betroffenen und Angehörigen entstehen zu lassen, war eine wichtige Zielsetzung dieses Buches.

An dieser Stelle darf ich mich bei Mag. Monika Hartl, Psychoonkologin der Krebshilfe OÖ, bedanken, die mir erzählt hat, dass es für Betroffene wirklich interessant und wichtig wäre, etwas über das Leben anderer Betroffener zu erfahren. Diese Information war letztlich ausschlaggebend, dass ich mich auf die Suche nach Menschen begeben habe, die ihre Geschichten weitererzählen möchten. Überraschenderweise waren fast alle Betroffenen, mit denen ich gesprochen habe, bereit, ihre Gedanken und Gefühle preiszugeben, und zwar ausschließlich im Bemühen, anderen damit zu helfen, Mut zu machen und anhand ihres Beispiels zu zeigen, dass es ein Leben danach gibt und dass dieses Leben gut sein kann, vielleicht sogar besser als je zuvor.

Der Wert dieses Buches ergibt sich zu einem großen Teil aus den Schilderungen jener Menschen, die hier offen ihre Gedanken, Gefühle und Erfahrungen preisgeben. Sie sprechen darüber, wie es ihnen ergangen ist, nach der Diagnose und nach der Therapie, ob sie in der »Zeit danach« ein neues Leben begonnen und ob sie die erlebte Erkrankung als Chance für sich selbst empfunden haben, ihr Leben anders, neu und auch gesünder zu gestalten. Ihre Geschichten zeigen anderen Betroffenen, dass man in dieser Situation nicht alleine ist, dass es vielen so ergeht. Vielleicht werden sich Leserinnen und Leser bei der Lektüre der folgenden Seiten denken: »Ja genau! So ist es mir auch ergangen, genau das habe ich auch erlebt.« Ich vermute, dass das so sein wird, denn bei den vielen Gesprächen für dieses Buch habe ich bemerkt, dass es stimmt, was man sagt: Zwar erlebt und erfährt jeder Mensch seine Erkrankung und Gesundung ein wenig anders, im Grunde aber haben alle Ähnliches zu durchleben und zu durchleiden, bevor es wieder aufwärtsgeht.

24 Menschen sind es, die hier für sich persönlich, aber in gewisser Weise auch stellvertretend für Millionen andere Betroffene sprechen. Natürlich ist jeder Mensch einzigartig als Person, in seinem Erleben der Welt und seiner Sicht der Dinge. Und doch eint sie im Fall eines Schicksalsschlages, wie man eine schwere Erkrankung bezeichnen könnte, eine ganze Menge. Sie alle müssen für sich entscheiden, wie sie damit umgehen und wie sie darauf reagieren. Ob sie ein solches Ereignis umwirft oder ob sie alles daran setzen, stark daraus hervorzugehen.

Doch keinesfalls geht es hier darum, eine Art Wettstreit zu inszenieren, welcher Patient denn nun der »bessere« sei, wer es geschafft hat, seinem Leben einen neuen Sinn zu verleihen, wer fit und gesund, glücklich und zufrieden geworden ist. Auch wenn man versucht ist, besonders erhebende Geschichten vor den Vorhang zu holen, es geht nicht darum, dass der eine Mensch vielleicht besser ist als der andere. Und so ist auch die Reihenfolge der im Folgenden präsentierten Geschichten eine weitgehend willkürliche, es wurde lediglich Wert darauf gelegt, dass die Verteilung von Frauen und Männern in der Reihenfolge halbwegs ausgeglichen ist.

Jeder Einzelne von uns lebt auf seine Weise, in seiner Geschwindigkeit, mit seinen Gedanken und Gefühlen. Uns ist bewusst, dass es viele Erkrankte gibt, die es (noch) nicht geschafft haben, ihrem Leben eine Wende zu geben, und es wird niemand aufgefordert, mehr zu tun als bisher, damit es ihm wieder besser geht. Und doch können die folgenden Geschichten vielleicht so manchem Leser Anstoß geben und Ansporn sein, für sich etwas in Gang zu setzen, das ihn hin zu einem besseren Leben führt. Manchmal wartet man auf einen Hinweis, auf einen Fingerzeig, auf ein Erlebnis oder ein Wort, um den ersten Schritt zu setzen, hin zu neuen Ufern. Wenn unter den folgenden Geschichten nur eine Einzige dabei ist, die für den Leser, den Funken der Inspiration in sich trägt, sich aufzumachen in ein gutes Leben, dann hat sich dieses Buch gelohnt.

Erfahrungsberichte

Eine neue Chance

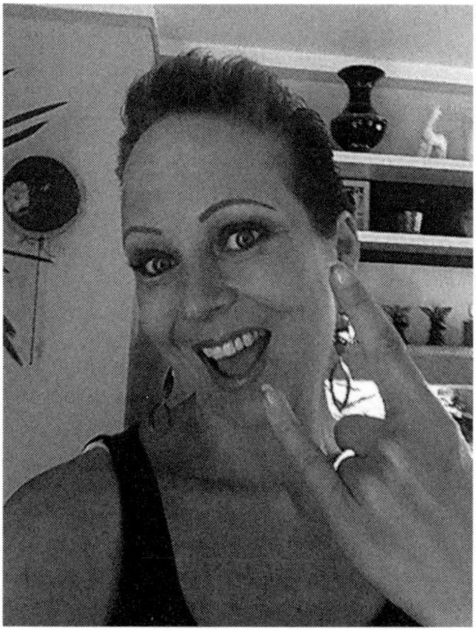

Caroline Bebié

Ich bin 43 Jahre alt, Mutter zweier Kinder und lebe in einer Patchworkfamilie. Im August 2013 erhielt ich die Diagnose »Brustkrebs«, es war der Augenblick, der mein Leben auf den Kopf stellte. Beide Brüste wurden mir entfernt und ich musste eine Chemotherapie über mich ergehen lassen. Drei Operationen zum Brustaufbau werden noch folgen, denn ich fühle mich noch jung und will auch im Badeanzug weiterhin eine gute Figur machen. Heute bin ich krebsfrei und glücklich. Glücklich, dass ich die Krankheit überwinden konnte, und glücklich, leben zu dürfen.

Die Nachwirkungen freilich, mit denen muss ich auch leben, der Körper ist nicht mehr so leistungsfähig und kaum belastbar. Vom Kopf her bin ich am Bewältigen, Verarbeiten und Begreifen, was geschehen ist und geschieht. Der Kopf wird in dieser Phase zur relevanten Stelle. Ich muss mir das Vertrauen in den Körper erst wieder erarbeiten und das dauert seine Zeit. Man hört in den Körper hinein und wenn es wo zwickt, ist sofort die Angst zur Stelle. In diesem Lernprozess, mit der Angst umzugehen, befinde ich mich nun. Um wieder fit für die Arbeit im Büro zu sein, muss ich auch erst wieder meine Konzentrationsfähigkeit und Belastbarkeit steigern. Momentan schwirren die Gedanken oft wie wild durch den Kopf, das geht in der Arbeit natürlich nicht. Und ich will ja wieder arbeiten und mir dadurch ein Stück Alltag, ein Stück Normalität zurückerobern. Ich möchte wieder zurück in die Gesellschaft finden. Obwohl, Alltag und Normalität werden nie mehr so sein, wie sie es waren, damals, im Leben vor der Diagnose. Denn als Mensch bin nicht mehr der gleiche wie zuvor. Zu viel ändert sich durch so ein Ereignis, durch so eine einschneidende Erfahrung. Kein Mensch kann sagen: »Ich bin der gleiche Mensch geblieben.« Einerseits sind da die Ängste, andererseits ist da aber auch die neue Freude. Man freut sich so, am Leben zu sein. Ich sehe meine Kinder und weine vor Freude. Ich sehe eine schöne Blume im Garten und habe Tränen in den Augen, dass ich das erleben darf. Die Anlässe können vermeintlich klein sein, die Freude dagegen ist riesig. Im früheren Leben war vieles einfach selbstverständlich. Es überwogen die Alltagssorgen, man hat funktioniert und ohne viel Bewusstsein gelebt. Jetzt dagegen gebe ich mich meinen Gefühlen hin und denke: »Toll!«

Manche Menschen im Umfeld sehen mich und sagen: »Gut, dass du wieder gesund bist« und erwarten, dass ich wieder genauso bin wie früher. Fröhlich und anpackend. Sie sagen: »Jetzt geht es dir wieder gut, warum arbeitest du noch nicht?« Sie beschweren sich, weil ich nicht mehr so belastbar bin, und zeigen kein Verständnis. Das hat mich tief verletzt, das muss ich schon sagen. Und das sage ich auch, denn man wird ehrlicher durch das Erfahrene, ehrlicher auch sich selbst gegenüber. Das führt auch dazu, dass man sich sein Umfeld kritisch ansieht und Veränderungen vornimmt. So habe ich mich von manchen Menschen distanziert, die mir nur Energie abziehen und mir nicht guttun. Von manchen Freunden musste ich mich innerlich trennen, da ich gemerkt habe, dass das nicht mehr passt. Die Familie zeigt zum Glück Verständnis für mich, aber auch sie musste lernen, wie man mit der Situation umgeht.

Mit meiner Erkrankung bin ich von Anfang an offen umgegangen, musste aber erkennen, dass das nicht allen gefällt. Manche wollen nichts hören davon, dass jemand an Krebs erkrankt ist, sie sagen, das habe in der Öffentlichkeit nichts verloren. Sie halten es sogar für anmaßend, dass ich darüber zu sprechen »wage«. Ich lasse mir aber nicht den Mund verbieten, ich will anderen Menschen in dieser Situation Mut machen, ich sage ihnen: »Geht zu den medizinischen Untersuchungen und hört auf euch und auf euren Geist und euren Körper.« Diese Offenheit halten nicht alle für gut. Ich wurde sogar gemaßregelt, ich solle aufhören darüber zu sprechen. So leid es mir tut, auf diese ehemaligen sogenannten Freunde kann ich gut verzichten. Zum Glück ist es nur eine Minderheit, die so denkt. Nichtsdestotrotz tut eine solche Haltung im ersten Moment sehr weh.

Geändert hat sich mein Perfektionismus. Früher musste ich immer sofort alle anstehenden Aufgaben erledigen, unbedingt wollte ich alles am selben Tag abgehakt haben. Heute sehe ich das entspannt. Mache ich es heute, gut, mache ich es morgen, auch gut. Das entspricht meiner neuen Haltung mir gegenüber, denn ich gebe jetzt mehr Acht auf mich, tue mir bewusst Gutes, nehme mir die Zeit, die ich für mich brauche. Ich stehe jetzt auch zu mir und meinen Gefühlen, muss mir nichts mehr vormachen und kann auch mir gegenüber ehrlicher sein.

Der Weg zu einem stabilen Leben ist freilich ein weiter. Nach der Diagnose schien alles verloren, dann folgte die Therapie, die alles andere als leicht war, und dann bekam ich zum Glück die Mitteilung, dass ich wieder gesund sei. Dieses »Gesund« löste große Euphorie in mir aus, man möchte die ganze Welt umarmen. Doch einige Wochen später passierte etwas, das man vielleicht schwer verstehen kann: Ich fiel in ein tiefes mentales Loch. Gedanken an den Tod überschwemmten mich und ich suchte psychologische Hilfe und fand sie glücklicherweise. Zudem nahm ich Antidepressiva, beides zusammen hat mir wieder auf die Beine geholfen. Jetzt weiß ich, dass der Schock und das Trauma noch nicht überwunden waren und ich dadurch in eine Depression schlitterte. Nun aber bin ich auf gutem Weg und mache Riesenschritte in die richtige Richtung. Heute weiß ich, dass es vielen so ergeht und dass »Geheilt« nicht heißt, dass es einem sofort wieder gut geht. Nach der ersten Euphorie fallen viele in sich zusammen. Und das ist kein Wunder, denn zuerst braucht man seine ganze Kraft, um die Krankheit aus seinem Körper zu bringen und um die Chemo und ihre Folgen zu überstehen. Als das bei mir geschafft war, hatte ich kein Ziel mehr und keinen Anker und ich hatte das Gefühl zu ertrinken. Man kann das alles nur langsam verarbeiten, das dauert Wochen und Monate, es ist ein Weg bestehend aus Höhen und Tiefen. Auch wenn man wieder möglichst schnell in die Normalität zurück will, geht das nicht so einfach, weil das Trauma und die Angst tief sitzen. Das ist nicht wie bei einer Grippe, die nach zwei Wochen wieder weg ist. Das geht tiefer und hinterlässt körperliche und seelische Narben, die gepflegt werden müssen, damit sie heilen können. Man muss sich die Zeit geben, die man braucht, und sollte sich keinen Druck machen, wieder möglichst rasch normal funktionieren zu können.

Ich nehme nun sehr bewusst Veränderungen in meinem Leben vor, habe eine neue Ausbildung begonnen und mache Nageldesign, das ist ein wunderbarer Ausgleich zur Büroarbeit und macht mir viel Spaß. Jetzt habe ich auch das Reiten wiederentdeckt, das gibt mir Kraft, Ausgeglichenheit und wirkt befreiend. Beim Reiten werden auch die Gedanken frei. Aber ich setze mich nicht unter Druck, zu viel zu rasch ändern zu »müssen«, denn das erzeugt Stress und der tut mir nicht gut. Körper und Geist zeigen mir jetzt sofort meine Grenzen auf und ein großes Stoppschild leuchtet auf. Früher habe ich Überforderung nicht so gespürt oder habe die Anzeichen ignoriert, heute achte ich sehr darauf, was mein Körper signalisiert, sonst geht es mir rasch sehr schlecht.

Wenn ich mir mein Leben heute und früher ansehe, kann ich sagen, dass dieses »Leben danach« wirklich wie eine neue Chance für mich ist. Ja, das empfinde ich wirklich so. Eine neue Chance, mein Leben zu verbessern, neue Einsichten zu erlangen und daraus zu lernen. Heute bemerke ich meine Fehler, die ich früher immer wieder begangen habe, und ändere sie. Ich achte auf mich, auf meinen Geist, meine Seele und meinen Körper. Vor der Krankheit habe ich einfach funktioniert, heute lebe ich viel bewusster. Es ist eine enorme Chance, Dinge zu verändern und glücklicher zu leben.

Frau, stell dich auf die Füße!

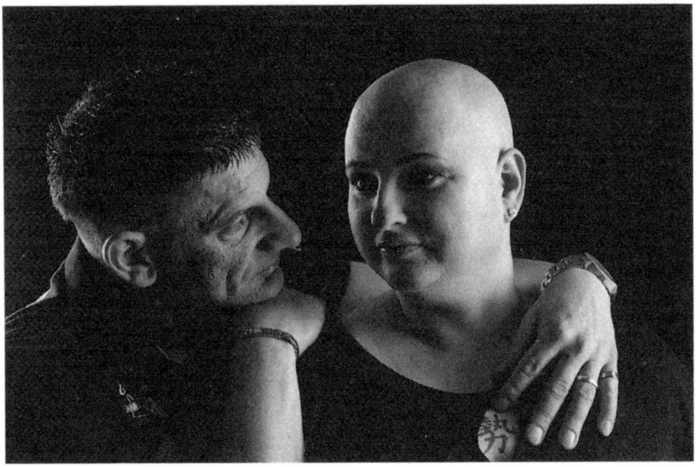

Roswitha Maurhart

Endlich kann ich mich akzeptieren, wie ich bin. Wenn ich mich im Spiegel sehe, kann ich heute sagen: Ja, diese Frau, ohne Haare, das bin ich. Lang hat es gedauert, bis es so weit war. Zu verdanken habe ich den Haarausfall einer Chemotherapie vor mehr als elf Jahren. Ich war 28 Jahre, als ich an Krebs erkrankte, genauer gesagt an Morbus Hodgkin, man kann auch Lymphknotenkrebs dazu sagen. Damals, als ich zum ersten Mal das Wort Krebs hörte, bin ich innerlich gestorben. Ich war total benommen – fix und fertig. Dass der Arzt auch sagte, dass der Krebs zu 95 Prozent heilbar sei, das habe ich da gar nicht richtig registriert. »Warum ich?«, habe ich mich gefragt. Später dann habe ich mich erinnert, dass eine Freundin auch Krebs gehabt hatte und gekämpft hatte und gesund geworden war, da sagte ich mir: »Das kann ich auch.« Gleich nach der Diagnose rief ich meine beste Freundin an und heulte mich aus. Wie ich es meinem damaligen Mann und meiner Mama beibringen sollte, wusste ich nicht, ich habe ihnen dann spontan eine SMS geschrieben. Mein Mann hat es übernommen, meine Bekannten und Freunde über meine Krankheit zu informieren. Ich ließ auch ausrichten, dass mich niemand darauf ansprechen soll, dass ich von mir aus darüber sprechen würde, wenn mir danach wäre. Alle hielten sich daran und das war gut so. So eine Erkrankung zeigt einem ziemlich schnell, wer die wirklich guten Freunde sind und wer die weniger guten. Erstere haben mir wirklich geholfen, Letztere haben nur davon gesprochen. Bedanken möchte ich mich vor allem bei meiner besten Freundin, meinem damaligen Mann und meiner Mama, ihre Unterstützung war wirklich toll. Mittlerweile bin ich seit 2009 von meinem Mann getrennt und habe nun einen tollen Partner an meiner Seite, der mich so liebt wie ich bin, und auch alles akzeptiert, was ich heute so mache.

Die Chemo und die Bestrahlungen habe ich überstanden und ich bin auch gesund geworden, die Nachwirkungen sind mir aber geblieben. Kaum Haare am Kopf, dafür wachsen sie an Stellen, an denen ich sie mir abrasieren muss. Viele Tests und Untersuchungen wurden gemacht, dann hat man aufgegeben und mir gesagt, ich werde mein Haarproblem behalten müssen, für mich als Frau war das sehr schlimm. Ich habe mit meinem Schicksal gehadert und wollte es nicht wahrhaben. Als die Therapie vorbei war, wollte ich wieder arbeiten, ich wollte gebraucht werden, doch ich fand keinen Job, es gab eine Absage nach der anderen. Dann endlich hat mir eine Gartenmöbelfirma eine Chance gegeben und die habe ich genutzt. Zehn Jahre lang habe ich dort gearbeitet, der Chef ist toll und auch die Kollegen, er hat mir die ersten Jahre alle drei Monate einen Vormittag freigegeben, damit ich meine Kontrolluntersuchungen machen konnte. Ich war also eine arbeitende Frau mit Glatze, die diese unter einer Perücke oder Tüchern und Kappen versteckte.

Die Jahre vergingen und ich lebte so vor mich hin. Ohne es zu wollen, habe ich ein Mutter-Teresa-Syndrom entwickelt, ich habe anderen Leuten so viel geholfen, wie es nur ging. Dass ich dabei auf mich selbst vergessen habe, war mir damals nicht bewusst. Meinem allerbesten Freund, dem ich heute sehr dankbar bin, ist vor zwei Jahren aufgefallen, dass es mir nicht gut ging, und er hat damals gesagt: »Du bist nicht mehr du. Ich kann mir das jetzt nicht mehr länger ansehen. Ich stelle dir jetzt jemanden vor.«

Und das hat er auch getan. Er hat mich zu einer Energetikerin gebracht und heute muss ich sagen: Das habe ich wirklich gebraucht. Seitdem hat sich in meinem Leben viel verändert. Die Energetikerin heißt Edeltraud Haischberger und ich war von Anfang an von ihr fasziniert. Sie hat mir gesagt, was ich tun soll, damit es mir besser geht, und ich habe alles genauso gemacht, wie sie es vorgeschlagen hat. Zum einen habe ich mir alle Amalgamplomben entfernen lassen und ein Ausleitungsprogramm gemacht, habe mein Bett wegen eines Störfelds umgestellt, so wie es Edeltraud gesagt hat, habe es mit Homöopathie versucht und lasse mich von Heilzeichen und Klangtherapie positiv beeinflussen. All das hat bei mir gewirkt und ich fühlte mich besser und besser. Seit der Chemo waren auch meine Hormone völlig durcheinander und kein Frauenarzt konnte mir helfen. Durch die Hilfe von Edeltraud ist auch das wieder in Ordnung gekommen. Manche glauben, dass das, was Energetiker machen, Hokuspokus ist, ich kann dazu nur sagen: Sollen sie doch glauben, was sie wollen, das ist mir gleich, mir hilft es jedenfalls und das zählt. Ich fühle mich heute wirklich gut und vor allem habe ich ein ganz neues Selbstwertgefühl entwickelt. Das habe ich Edeltrauds Buch »*Frau, stell dich auf die Füße!*« zu verdanken. Das hat mir geholfen, mich zu verändern und mehr auf mich selbst zu achten. Freilich helfe ich anderen heute auch noch, aber nur mehr, wenn ich es wirklich will. Ich schaue nun auf mich. Meine Freizeit ist mir heute heilig. Ich brauche einige Stunden pro Woche für mich und die nehme ich mir. Durch das Buch habe ich es geschafft, mich so zu akzeptieren, wie ich bin. Auch dass ich laut Ärzten – dank Chemo – auf normalem Weg keine Kinder bekommen kann, habe ich jetzt endlich akzeptieren können. Vor einigen Jahren haben wir es mit künstlicher Befruchtung versucht und ich wurde gleich beim ersten Versuch schwanger. Das war ein tolles Gefühl, doch in der achten Woche verlor ich unseren Zwerg. Das zu erleben war ganz schlimm für mich und meinen Mann. Später gab es noch einen zweiten Versuch, der gescheitert ist, dann aber sagte ich STOPP, ich halte das körperlich, seelisch und psychisch nicht mehr aus. Heute denke ich, wenn ich doch noch schwanger werden sollte, freue ich mich sehr, wenn nicht, ist das auch in Ordnung. Ähnlich denke ich jetzt auch im Alltag. Ich mache mir keinen Stress mehr, sondern mache immer mehr, was mir guttut. Das Leben wird so viel bewusster, ich genieße die Dinge und mache die Dinge, anstatt nur von ihnen zu träumen. Wenn ich jetzt auf Urlaub fahren will, mache ich es. Früher hätte ich hin und her überlegt und wäre dann doch zu Hause geblieben, weil es mir zu viel gekostet hätte. Und dann hätte ich gejammert, dass ich mir das nicht leisten kann. Auch das ist vorbei. Jammern gibt es nicht mehr. Jetzt jammern vielleicht manche andere, weil ich mehr auf mich sehe und mich weniger um fremde Bedürfnisse kümmere. Ich gebe zwar noch immer viel, aber nicht mehr 150 Prozent, so wie früher.

Die Jahre der Erkrankung und die Jahre danach waren zwar alles andere als leicht und ich bin oft am Abgrund gestanden, aber mit der Zeit haben sich die Dinge in die richtige Richtung entwickelt. Und jetzt, mithilfe meiner Energetikerin, wird alles noch besser. Und das Wichtigste: Meine Gesundheit ist in Ordnung. Auch wenn mir die Arbeit immer schwerer fällt, so schöne Blutwerte wie jetzt hatte ich noch nie. Ich muss nur mehr alle zwei Jahre zur Kontrolle und gelte längst als geheilt.

Ich weiß, es gibt keine Garantie, dass der Krebs nie wiederkommt, aber meine Ängste vor einem Rezidiv sind nun auch endlich weg. Anfangs wurde ich vor Kontrolluntersuchungen fast wahnsinnig vor Angst, mit der Zeit habe ich mir aber einreden können: »Es kommt dabei nichts heraus, ich habe nichts, ich bin gesund.« Einige Jahre hat es gedauert, bis die Ängste spürbar weniger wurden. Anfangs hatte ich auch immer wieder Angst, wenn ich glaubte, einen Knoten zu spüren, der sich dann glücklicherweise als Muskelverspannung oder ähnlich harmlose Sache herausgestellt hat. Wenn ich heute etwas Verdächtiges bemerke, gehe ich sofort zum Arzt, habe dabei aber eine gewisse Sicherheit, dass alles in Ordnung ist.

Insgesamt begreife ich jetzt mein Leben als neue Chance. Es ist vieles besser geworden. Heute stehe ich endlich zu mir! Heute bin ich stark genug zu zeigen, wer ich bin. Ich habe mich sogar ohne Haare fotografieren lassen, darauf bin ich richtig stolz. Ich habe auch beschlossen, dass es Zeit ist für mich, einen neuen Weg zu gehen und beruflich neu anzufangen. Wohin die Reise gehen wird, weiß ich noch nicht genau. Ob eine

Umschulung in einen sozialen Bereich oder sogar eine Ausbildung in die energetische Richtung, ich lasse es auf mich zukommen und starte einfach nochmals neu durch.

Kehrtwende ins Glück

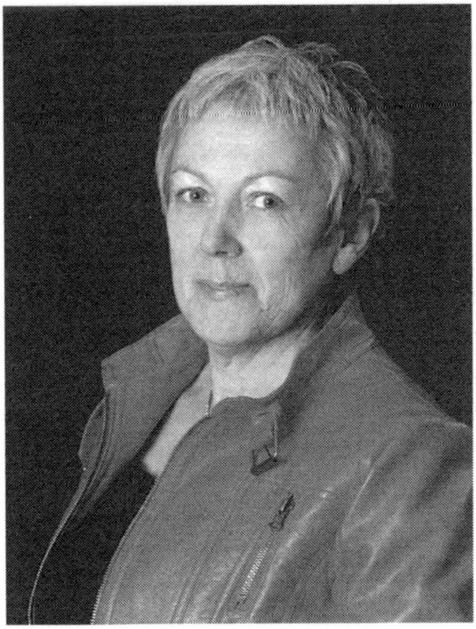

Ingrid Poxleitner

Mein Leben hat sich wirklich um 180 Grad gedreht. Wenn ich mich an früher erinnere, an mein unglückliches Leben, an mein Leben vor der Erkrankung, dann darf ich sagen: »Nichts Besseres hätte mir passieren können.« Und das meine ich genauso, wie ich es sage.

Um das zu verstehen, muss ich erst erzählen, was vor sechs Jahren passiert ist. Es war der 11. Juli 2008, als ich erfahren habe, dass ich Brustkrebs habe. Ich habe zuerst gar nicht verstanden, was mir der Arzt da gesagt hat, und habe Tage gebraucht, bis ich es begriffen habe. Drei Wochen später wurde der Tumor an der linken Brust entfernt, die Brust blieb mir Gott sei Dank erhalten. Danach bekam ich Chemo bis zum Dezember und dann Bestrahlung. In der Zeit ging es mir schlecht, das darf ich schon sagen. Dann fuhr ich drei Wochen auf Erholung. In der Zeit während der Chemo ist etwas Wunderbares geschehen, mein erstes Enkerl, ein Mädchen, kam zur Welt. Das war für mich ganz wichtig, denn nun hatte ich einen Grund zu kämpfen. Ich wollte sie unbedingt aufwachsen sehen. Das war der Zeitpunkt, an dem ich wieder zu leben angefangen habe. Ich habe dann viel gelesen, über Glück und Energie, denn ich wollte etwas finden, das mir guttut, das mich aufbaut. Ich habe mir ein Wunsch-Buch angelegt, das ist ein Buch, in das ich die kleinen und großen Wünsche, die ich mir noch erfüllen möchte, eingetragen habe. Damit habe ich mich an Tagen, an denen es mir während der Behandlung schlecht gegangen ist, in gewisser Weise selbst überlistet, indem ich mich meinen Wünschen gewidmet und mich damit auf eine positive Zukunft fokussiert habe. Mir wurde auch klar, dass ich an meiner Energie arbeiten muss, denn mein Energiefluss ist lange Zeit viel zu wenig gelaufen. Ich habe von einer Energetikerin gehört, die sehr gut sein soll, und habe sie besucht. Sie hat mich mit ihren Händen nur leicht berührt, aber es war, als wäre mir ein Stein durch den Körper gefahren. Ich habe gemerkt, wie sie meine Energie in Schwung gebracht hat, und das hat mich ziemlich verändert. Plötzlich konnte ich über alles sprechen und bin ein offener, positiver Mensch geworden.

Auch mein Äußeres habe ich geändert, ich trage nun kurzes, weißes Haar und bunte Farben. Rot, orange, hellblau, grün. Das macht fröhlich, ganz im Gegensatz zum Grau und Schwarz früherer Jahre.

Sogar die Rückkehr des Krebses 2011 hat mich in meiner positiven Entwicklung nicht stoppen können. Dieses Mal wurde in der rechten Brust ein Knoten gefunden. Zum Glück war er noch verkapselt, dadurch habe ich keine Chemo machen müssen. Die schlechte Nachricht war, dass die Brust abgenommen werden musste, die gute, dass sie wieder aufgebaut werden würde. Ich bin optimistisch gestimmt in den OP-Saal gebracht worden und der Arzt hat gemeint, dass er sich alle seine Patienten so positiv wünschen würde, denn das trage zur Heilung bei. Im Krankenhaus habe ich immer wieder Komplimente bekommen. So auch von der dortigen Psychologin, die sehr zufrieden mit mir war. Die OP dauerte sechs bis sieben Stunden, einen Tag habe ich geweint vor Schmerzen, aber dann war es wieder gut. Ich bin hart im Nehmen. Die OP hat mich nicht aus dem Konzept gebracht, ich habe das Beste aus meiner Situation gemacht. Bald konnte ich wieder Sport machen und in die Natur hinausgehen.

Bedanken möchte ich mich bei meiner ganzen Familie, die die ganze Zeit hinter mir gestanden hat und auch bei meinen vielen Freunden. Ein jeder war für mich da, wenn ich etwas brauchte. Es hat sich herausgestellt, dass, bis auf zwei Ausnahmen, alle Freundschaften echt sind. Anfangs habe ich freilich alle um mich herum aufbauen müssen. Die Familie, die bestürzt war, und die Freunde und Bekannten, die nicht wussten, wie sie mit der Situation umgehen sollten und sich nicht zu fragen getraut haben. Von selbst wusste niemand, wie er die Sache ansprechen soll, so bin also ich auf alle zugegangen und habe ihnen erklärt, es sei alles in Ordnung.

Wenn ich auf die letzten Jahre zurückblicke, sehe ich die vielen Veränderungen, die die Erkrankung in meinem Leben bewirkt hat. Die Jahrzehnte vor der Erkrankung waren alles andere als schön für mich. Privat war ich sehr unglücklich und nach einer langen Ehe folgte die Scheidung. Ich bin aufgewachsen unter dem Motto: Der Mann arbeitet und die Frau bleibt zu Hause und bedient den Mann. Ich war zu schwach, um mich auf die eigenen Füße zu stellen. Immer war ich für alle anderen da, habe für andere geschuftet, ich selbst war die Letzte in der Reihe, weil sich das so gehörte. Zurückhaltend und negativ in der Einstellung war ich und geredet habe ich nie über meine Probleme.

Diese Sichtweise hat sich aufgelöst durch den Schock der Diagnose. Zuerst ein schlechtes Leben, dann die Scheidung und jetzt der Krebs. Da erkannte ich: Ich muss etwas tun, ich muss mein Leben jetzt ändern. Auf der Suche nach Veränderung habe ich viele Bücher gelesen und ich habe gefunden, was wichtig für mich ist: Es sind die Themen »Energie« und »Glück«. Darauf schwöre ich. Geht es mir einmal nicht gut, rede ich mir im Geist gut zu, ich baue mich mental also selbst auf. Ich habe da einige Sprüche, die ich längst auswendig kann und die mir helfen, mich zu stärken. Früher habe ich mich selbst nicht gemocht und daher haben mich auch andere vielleicht nicht gemocht. Heute kann ich mich vor den Spiegel stellen und zu mir selbst sagen, dass ich mich mag. Ich kann sagen: »Ingrid, du bist liebenswert.« Es ist so wichtig, sich selbst zu mögen! Gelingt dir das, strahlst du das Positive auch aus.

Eine entscheidende Motivation, um aus meinem Loch zu kommen, war auch die Geburt meiner beiden Enkelkinder. Als ich Oma geworden bin, hatte ich endlich wieder jemand zum Liebhaben und das hat mich unheimlich berührt und aufgebaut.

Heute gehe ich ganz anders in den Tag hinein als früher. Ich sehe und freue mich über Kleinigkeiten, über ein Kinderlachen, einen Sonnentag, ein freundliches Wort. Wenn etwas nicht so klappt, wie ich es möchte, dann ärgere ich mich kaum noch. Ich bin mit mir und meinem Leben zufrieden, sehr sogar. Alles hat sich komplett zum Guten gewandelt. Meine alten Freunde sagen, sie erkennen mich gar nicht mehr, so sehr habe ich mich geändert. Auch wenn es vielleicht komisch klingt, aber ich empfinde es wirklich so und kann es nur wiederholen: Mir hat nichts Besseres passieren können als die Krankheit damals, denn mein Leben ist völlig anders geworden. Es ist zwar traurig, dass man eine schwere Krankheit bekommen muss, damit man sein Leben ändert, aber so ist es nun einmal. Ich bin durch eine harte Schule gegangen, aber es hat sich ausgezahlt. Heute habe ich endlich ein sehr schönes Leben. Mein Motto: Lebe dein Leben und das jeden Tag.

Ich hoffe, dass ich nun gesund bleibe, wenn es aber anders kommt, dann werde ich meinen Weg genauso weitergehen wie bisher. Früher hatte ich vor jeder Kontrolluntersuchung Angst, so etwas kann mich heute nicht mehr umhauen. Ich habe keine Angst mehr, auch nicht vor einem möglichen Rezidiv. Wenn es so sein sollte, ist es halt so. Dann mache ich halt wieder die ganzen Behandlungen, ich würde den Weg genauso wieder gehen: positiv, optimistisch, ohne Jammern. Aber damit beschäftige ich mich eigentlich nicht, denn das Leben ist viel zu schön für solche Gedanken. Man muss nur auf einen Berg steigen, man schaut hinunter und denkt sich: »Herrlich!« Und ist dankbar für alles.

Ich kann jeder Frau und auch jedem Mann nur sagen: Nicht aufgeben oder verzweifeln, sondern kämpfen. Es lohnt sich!

Eine schöne Bescherung

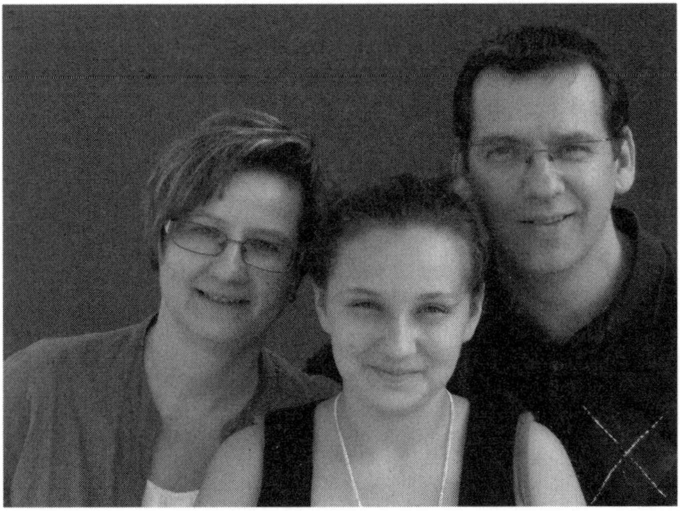

Andreas Auer

Ich habe im Dezember 2009 die Diagnose erhalten, dass ich ein follikuläres Lymphom habe, auch genannt »Lymphknotenkrebs«. Es wurde festgestellt, dass ich vom Hals abwärts bis in die Leisten befallene Lymphknoten hatte. Die schwierigste Zeit waren aber die drei Wochen Ungewissheit vor der Diagnose, da der Arzt nach der Blutabnahme auf Urlaub war und die Weihnachtsfeiertage auch noch dazukamen. Im wahrsten Sinne des Wortes »eine schöne Bescherung«. Es ist schlimm, wenn du nicht weißt, was dir fehlt, du es aber schon ahnst.

Da mein Arzt nicht griffbereit war, wollte ich mein eigener Doktor sein und die Diagnose mittels Internet selbst stellen. Welch ein riesiger Fehler! Ich bekam dadurch noch mehr Angst, denn mein Ergebnis ging in Richtung Leukämie. Nicht, dass meine tatsächliche Krankheit, wie sich dann herausstellte, nicht genauso gefährlich gewesen wäre, aber ich hatte mitbekommen, was eine Freundin mitmachte, die an Leukämie erkrankt war.

So blöd es klingt, als mir der Arzt die tatsächliche Diagnose mitteilte, war mir leichter, weil ich endlich wusste, was los war und mir der Arzt im Krankenhaus auch in Aussicht stellte, sofort mit der Behandlung zu beginnen. Schon ein paar Tage später bekam ich mein Bett im Krankenhaus.

In den drei Wochen vor der Diagnose teilte ich meinen Verdacht der Krebserkrankung nur mit meiner Frau. Vor unserer Tochter wollten wir es so lange wie möglich geheim halten, da sie es mit ihren elf Jahren noch nicht verstehen kann, so dachten wir. Doch letztendlich mussten wir lernen, dass Kinder mehr verstehen, als wir glauben, und oft besser mit schrecklichen Nachrichten umgehen können als so manch Erwachsener.

Als ich die Diagnose vom Oberarzt mitgeteilt bekam, konnte ich das Weinen vor lauter Verzweiflung nicht mehr zurückhalten. Automatisch war auch der Zeitpunkt da, unserer Tochter die Wahrheit zu sagen, wir konnten ihr ohnehin nichts mehr vormachen, weil sie mir meine Verzweiflung anmerkte. Die Hilflosigkeit war auch bei meinen beiden Lieblingen groß.

»Warum gerade ich?«, fragte ich mich immer wieder. Diese Frage stellte ich auch meinen Geschwistern, als wir sie darüber informierten, doch auch sie wussten keine Antwort darauf. Sie versuchten mir gut zuzureden und mir zu erklären, dass ich nicht aufgeben sollte. Tatsächlich hat es nicht lange gedauert, bis ich mir dann sagte: »Was soll das? Mit 40 Jahren bist du zu jung zum Sterben. Deine Familie braucht dich, du kannst sie nicht einfach alleine lassen!« Ab diesem Zeitpunkt habe ich nur nach vorne gesehen und mir immer gesagt, »das schaffst du!« Ich war bereit zu kämpfen.

Die restlichen Angehörigen informierten wir erst, als ich eine Woche später bereits im Krankenhaus auf der Onkologie war, wo mir ein Lymphknoten unter der Achsel herausoperiert und die erste Chemo verabreicht wurde. Ich wollte nicht, dass anfangs zu viele darüber Bescheid wussten, da ich noch nicht gefestigt war und immer noch in Tränen ausbrach, wenn ich mit jemandem über das Thema sprechen musste. Als ich besser damit umgehen konnte, sprachen wir auch offen darüber und informierten nach und nach auch unsere Bekannten und Freunde.

Auch die sogenannten »Freunde«. In so einer Situation erkennt man nämlich, so traurig das klingt, die wahren Freunde. Es gibt welche, die sich stets nach meinem Gesundheitszustand erkundigt haben, immer sofort zur Seite standen, wenn ich etwas brauchte, und auch immer da waren, wenn meine beiden Lieblinge Unterstützung benötigten. Ich war ja die meiste Zeit während der Chemos ziemlich down. Ans Autofahren war nur an den wenigsten Tagen zu denken und nach einem Spaziergang, der sich auf kleinere Runden beschränkte, musste ich mich gleich ausrasten und verschlief dann auch schon mal den halben Nachmittag.

Dann gibt es Freunde, die sich ein wenig zurückzogen, weil sie mit dem Thema nicht umgehen können oder nicht wussten, wie sie sich mir gegenüber verhalten sollten. Dennoch konnte man sich auf sie verlassen, wenn jemand von uns Unterstützung benötigte. Tja, und dann gibt es noch jene, die immer gesagt haben, dass sie Freunde von uns sind, sich aber komplett zurückgezogen haben und auch nie nachgefragt haben, wie es uns geht oder ob sie uns auf irgendeine Art und Weise unterstützen können. Wir haben unseren Freundeskreis daher radikal reduziert.

Es wären nur kleine Dinge gewesen, die die Freundschaft aufrechterhalten hätten. Da ich oft sehr müde war, konnte ich meiner Frau im Alltag kaum helfen, da hätten wir Hilfe gut gebrauchen können. In jedem Fall ist es immer schön zu wissen, dass wenigstens die näheren Angehörigen stets zur Seite stehen, wenn man sie braucht. Auch die, von denen man es vielleicht sogar weniger erwartet hätte. Das tut gut und hilft und trägt einiges zur Genesung bei.

Anfangs war die Rede von sechs Chemozyklen, die aber nach der vierten Chemo auf acht erhöht wurden. Alle drei Wochen wurde mir eine angehängt. Nach jeder Chemotherapie blieb ich zehn Tage zu Hause und vermied direkten Kontakt zu anderen, da in dieser Zeit die Ansteckungsgefahr zu groß war, denn durch die Chemotherapie wird das Immunsystem so sehr geschwächt, dass der Körper Infektionskrankheiten aller Art sofort annehmen würde. Bei einer Infektion wäre eine Chemo ausgeschlossen und dies würde den Heilungsprozess verzögern. Danach fühlte ich mich immer gut genug, dass ich schon nach der dritten Therapie beschloss, jeweils nach den zehn Tagen wieder zur Arbeit zu gehen, zumindest für ein paar Stunden und nur an den Tagen, an denen es mein Körper auch zuließ. Ich sprach das mit meinem Arbeitgeber ab und erklärte ihm: »Eigentlich bin ich nicht krank, sondern ich habe nur etwas in meinem Körper, was bekämpft werden muss. Wenn ich aber zu Hause bleibe, werde ich krank!« Mein Chef konnte mich verstehen und ließ es mir frei zu entscheiden: »Wenn es Ihnen guttut, kommen Sie zur Arbeit, wenn es Ihnen zu anstrengend wird, gehen Sie einfach wieder nach Hause.« Meine Kolleginnen und Kollegen in der Firma konnten es verstehen, wenn ich ihnen die Hand zur Begrüßung nicht reichte und ihnen auch manchmal nicht zu nahe kam, um einer Ansteckung aus dem Weg zu gehen. Auch dass es mir lieber war, möglichst so behandelt zu werden, wie wenn nichts gewesen wäre, funktionierte einwandfrei. Auch das leistete einen sehr wichtigen Beitrag zu meiner Genesung.

Nach der letzten Chemotherapie hatte ich nur mehr die Abschlussuntersuchung vor mir und danach durfte ich noch für drei Wochen zur Erholung fahren. Ich hatte mich während der letzten paar Chemos schon damit befasst (Bücher gelesen), was für mich wichtig ist, um mich nie wieder mit so einer Therapie herumschlagen zu müssen. Auch wollte ich wissen, was ein eventueller Auslöser meiner Erkrankung gewesen sein konnte und was ich vorbeugend tun kann, damit sich die Sache nicht wiederholt.

Schon in den drei Erholungswochen begann ich meinen Körper mit Schwimmen, Massagen und leichtem Ausdauertraining, wie Nordic Walking oder Fitnessübungen, wieder aufzubauen, ich war ja konditionell komplett auf null. Ich machte am Vormittag meine Aufbauübungen unter ärztlicher Aufsicht und saß dann am Nachmittag gleich wieder für eine Stunde am Hometrainer und ging manchmal sogar noch wandern. Ich glaubte wirklich, in den drei Wochen wieder topfit zu werden. Doch ich wollte schneller fit sein, als das möglich war und mein Körper verwies mich gleich in meine Schranken. In den Nächten schlief ich ziemlich unruhig, weil ich meinem Körper tagsüber fast keine Pause gönnte. Trotzdem: Ein wichtiger Punkt zur Vorbeugung war eben der Sport. Da unsere Firma auch den Vienna-City-Marathon unterstützt, dachte ich mir, dort mitzulaufen wäre ein gutes Ziel, das ich erreichen könnte – ich hatte ja noch acht Monate Zeit, um bis zur nächsten Marathonveranstaltung zu trainieren. Also meldete ich mich als Staffelteilnehmer und fing zu trainieren an. Ich lief mit in der Staffelmannschaft und bin bis heute dem Laufen treu geblieben.

Heute, vier Jahre nach der Genesung, gehe ich fünfmal pro Woche mit Begeisterung laufen und laufe Halbmarathon.

Da ich, wenn ich einmal krank bin, eigentlich so gut wie nie Fieber bekomme und ich gelesen habe, wie gesund es ist, wenn man regelmäßig schwitzt, gehe ich in den kühleren Monaten einmal wöchentlich in die Sauna. Da ich auch den ganzen Winter hindurch mein Laufprogramm absolviere und ich mir auch die richtige Kleidung dafür zugelegt habe, habe ich mein Immunsystem so stärken können, dass meine letzte Verkühlung bereits zwei Jahre her ist.

Meine Frau hat immer schon gesundheitsbewusst gekocht, doch ich habe das früher abgelehnt. »Koch doch etwas Ordentliches«, habe ich immer gesagt. Erst als ich in den Büchern las, wie wichtig gesunde Ernährung ist, fing auch ich an, Vollkornlebensmittel, Obst und Gemüse zu essen. Meinen übermäßigen Kaffeekonsum habe ich ziemlich reduziert und nun trinke ich sehr gerne Grüntee, auch in den heißen Sommermonaten. Am Morgen trinke ich schon mal gerne ein Glas Tomatensaft. Vor der Erkrankung trank ich auch hin und wieder ein Glas Weißwein, ich konnte den Roten, den meine Frau gerne trank, nicht einmal riechen, es ekelte mir richtig davor. Erst als ich las, dass Rotwein eigentlich auch gut für das Immunsystem ist, fing mir – so blöd das auch klingt – der Rote zu schmecken an und ich bin umgestiegen. Da habe ich dann auch begriffen, dass sich alles nur im Kopf abspielt.

Auch der Glaube hat sicher zur Heilung beigetragen – jemand sagte mir mal, dass die Medikamente nur 40 Prozent zur Heilung beitragen, die restlichen 60 Prozent sind Kopfsache. Ich habe in meiner Kindheit begonnen daran zu glauben, dass es da oben noch etwas gibt, an das man glauben sollte. Ein persönlicher Schutzengel oder die Verstorbenen, die auf uns aufpassen. Natürlich hat mich das auch während meiner Therapie ständig begleitet. Ich habe oft daran gedacht und auch oft dafür gebetet, mir Kraft zu schenken, um diese abscheuliche Krankheit zu bekämpfen. Vor jeder Chemo, die ich in der Tagesklinik erhalten habe, wurden ja im Labor die Blutwerte kontrolliert und man konnte auch selbst mitverfolgen, ob sich die Werte verbesserten. Es gab mir jedes Mal noch mehr Kraft zu sehen, dass sich die Werte verbesserten und die Chemotherapie auch ihren Erfolg zeigte. Jedes Mal, wenn ich aus der Tagesklinik entlassen wurde, war mein erster Weg in die Kirche, um Kerzen anzuzünden und den verstorbenen Verwandten zu danken, die auf mich schauten und mich bei meiner Genesung unterstützten. Die Kerze zünde ich im Übrigen heute noch an, nach jeder Kontrolluntersuchung. Auch der Besuch beim Grab meiner Mutter beschränkt sich nicht mehr nur, wie früher, auf ihren Todestag oder Geburtstag, ich besuche es auch schon mal, wenn ich gerade in der Nähe des Friedhofs bin oder wenn ich einfach Verlangen danach habe, mich bei ihr zu bedanken.

Aus vielen Büchern glaube ich herausgelesen zu haben, dass jedes Mal ein heftiger Schicksalsschlag bei den betreffenden Personen den Krebs zum Ausbruch brachte. Der Schicksalsschlag hat zumindest das Immunsystem so geschwächt, dass die fehlende Abwehr dem Krebs den Ausbruch ermöglichte. Ich habe es in meinem Fall verbunden mit einer Betriebsratswahl, die zwei Jahre zuvor stattfand und mich durch heftigste Widerstände des Arbeitgebers an meine Grenzen brachte. In jedem Fall wusste ich, dass ich lernen musste, auch einmal »Nein« zu sagen, und es auf keinen Fall zulassen durfte, dass ich mich jemals wieder in so eine Situation bringe. Ich konnte mich auch wirklich ändern. Bevor es heute so weit kommt, dass ich mich ärgere, sage ich mir: »Sei froh, dass du gesund bist«, und beginne dabei vor Freude zu lächeln.

Auch genieße ich es richtig, morgens um sechs Uhr laufen zu gehen, und denke mir des Öfteren, wenn ich in den Sonnenaufgang laufe: »Danke, dass ich das erleben darf.« Das hebt die Stimmung wirklich.

Meine damalige Diagnose ging aus einer Gesundheitsuntersuchung hervor. Obwohl ich mich topfit fühlte, keine Beschwerden hatte, kein Gedanke existierte, dass etwas nicht passen könnte, vereinbarte ich damals auf Drängen meiner Frau nach Jahren wieder einmal einen Termin beim Hausarzt. Zum Glück! Heute mache ich den jährlichen Gesundheitscheck zusätzlich zu den Nachsorgeuntersuchungen. Denn es ist entscheidend, dass man eine Erkrankung frühzeitig feststellt. In gewissen Abständen mache ich auch eine Gastroskopie oder Koloskopie. Es ist mir einfach wichtig geworden, mehr auf meine Gesundheit zu achten und auf meinen Körper zu hören.

Nach erfolgreicher Therapie habe ich mich mit meiner Frau zusammen gefragt, was wir eigentlich in den letzten gemeinsamen Jahren miteinander erlebt haben. Wir mussten feststellen, dass wir immer für unsere Tochter da waren, weil uns das sehr wichtig war und auch immer noch ist. Außer einem einwöchigen, gemeinsamen Urlaub im Jahr haben wir nicht wirklich etwas gemacht, was uns vielleicht hätte Spaß machen können. Wir nahmen uns einfach keine Zeit, um etwas gemeinsam zu genießen. Wir waren uns einig, dass sich das ab sofort ändern musste. Und wir haben es geändert! Wir besuchen gemeinsam Veranstaltungen, belegen miteinander Kurse und genießen einige gemeinsame Wellnesswochenenden. Wir tun einfach all das, was uns Spaß macht. Wir nehmen uns viel mehr Zeit für uns und gönnen uns auch mehr als vorher.

Vor zwei Jahren ist ein ehemaliger Arbeitskollege an Darmkrebs gestorben. Er hatte fünf Jahre zuvor, genauso wie ich, Lymphknotenkrebs, den er ebenso erfolgreich bekämpfte. »Verdammt«, dachte ich mir, »der hat genauso wie ich den Lymphknotenkrebs besiegt und stirbt dann an Darmkrebs.« Auf einmal verfolgten mich viele Fragen, die mich so fertig gemacht haben, dass sich das auf meinen Magen schlug. »Magenschmerzen – wird doch nicht der Anfang vom Darmkrebs sein?« Die Gedanken fingen an verrückt zu spielen und die vermeintlichen Symptome, über die ich mich leider wieder im Internet informierte, konnte ich auf einmal sogar zum Teil spüren. Natürlich hat sich wieder alles nur im Kopf abgespielt und ich habe mir alles nur eingeredet. Ich wollte mit niemandem darüber sprechen, nicht einmal mit meiner Frau, mit der ich eigentlich immer über alles sprechen konnte. Ich konnte einfach nicht und steigerte mich immer mehr in diese Sache hinein.

Dennoch wurde mir selbst bewusst, dass ich das alleine nicht schaffe und ohne Unterstützung nicht herauskomme. Da ich ohnehin eine Nachsorgeuntersuchung in der onkologischen Tagesklinik hatte, vertraute ich mich meiner betreuenden Ärztin an, die mir riet, eine psychologische Betreuung aufzusuchen. Ich hatte noch in Erinnerung, dass mir das zu Beginn meiner Therapie im Krankenhaus angeboten worden war. Die

Ärztin verwies mich an die Krebshilfe, deren Büro ganz in der Nähe war. Ich vereinbarte gleich einen Termin und schob es nicht länger auf, um meine Gesundheit nicht zu riskieren. »Wie war das mit der Schwächung des Immunsystems?«, dachte ich mir. Ich bekam sehr schnell einen Termin bei der Psychoonkologin Mag. Monika Hartl, bei der ich von der ersten Minute an das Gefühl hatte, dass sie mich versteht und dass ich ihr vertrauen kann. Sie half mir, meine Probleme aufzuarbeiten und meine Ängste in den Griff zu bekommen.

Ich lernte auch meine Prioritäten richtig zu setzen. Vor der Erkrankung wollte ich unbedingt Vorsitzender des Zentralbetriebsrates werden, ich wollte unbedingt Karriere machen und ganz oben am Podest stehen, sodass die anderen zu mir aufschauen müssen. Doch nach dem Gespräch bei der Krebshilfe bekam ich dann plötzlich ein anderes Bild, eine andere Perspektive und versuchte, die Wichtigkeiten neu zu ordnen. Schon bald war mir meine Karriere nicht mehr wichtig. Seither stehen auf meiner Prioritätenliste meine Gesundheit und meine Familie ganz oben, dann kommt lange nichts und dann erst die Arbeit. Ich bin froh, dass ich diesen Weg der psychologischen Beratung gewählt habe und spreche auch ganz offen aus, dass ich beim Psychologen war, ohne mich zu schämen. Im Gegenteil, ich bin sehr dankbar, dass es solche Einrichtungen gibt, wo man auch noch eine kostenlose Behandlung erhält.

Erst danach habe ich mit meiner Frau und meiner Tochter darüber gesprochen. Wir sprachen auch darüber, dass ich eigentlich nie nachgefragt habe, ob eventuell meine Frau und meine Tochter Unterstützung benötigen. Ich habe in der akuten Krankheitsphase nur an mich und meine baldige Genesung gedacht. Daran, dass man meine Familie bei einem Gespräch eventuell auf die bevorstehenden, schwierigen Monate vorbereiten hätte können, habe ich nicht gedacht. Meine Frau und meine Tochter waren immer für mich da, aber es war eine sehr schwierige Zeit für beide, da ich zeitweise ziemlich aggressiv und unausstehlich war, ohne mir dessen bewusst gewesen zu sein.

Abschließend möchte ich noch erwähnen, dass ich, so dumm das vielleicht auch klingt, irgendwie auch ein wenig dankbar bin, dass ich diese Krankheit hatte, denn ich hätte ohne Grund meinen Lebenswandel nie geändert. So traurig es auch ist, aber es muss immer etwas passieren, ehe man seine Einstellung ändert oder wirklich darüber nachdenkt, was eigentlich wichtig ist im Leben.

Das Wichtigste ist es, den Glauben an die Heilung nie zu verlieren und nie das Kämpfen aufzugeben. Am besten ist es, schon im Vorfeld auf sein Immunsystem zu achten, um dem Krebs keine Chance zu geben.

Ich wünsche allen, die Kraft und Unterstützung zu erhalten, die ich hatte! Alles Gute und Gesundheit!

Love it, change it or leave it

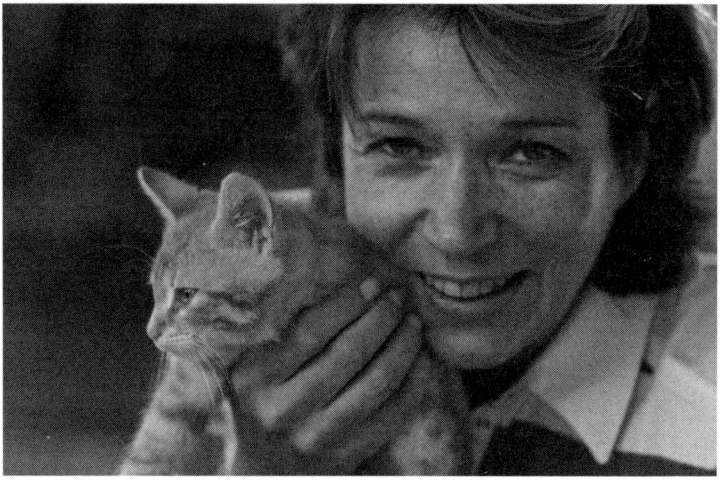

Dr. Andrea Nicolaus

Heute, nach vier Jahren, ist der Blick auf »meinen« Krebs ein sehr versöhnlicher. Sicherlich auch deswegen, weil er sich nicht mehr gemeldet hat. Aber vor allem, weil ich ihn als Teil meines Lebens annehmen konnte. »Love it, change it or leave it« ist maßgeblich daran beteiligt, dass ich auch diese Lebenskrise meistern konnte, und dieses Motto ist und bleibt mein treuer Begleiter.

Meine Krankengeschichte

Im Juni 2010 entdeckte ich einen Knoten in meiner rechten Brust. Nach verschiedenen Untersuchungen und der ersten Operation erhielt ich am Freitag, den 13. August 2010 (welche Ironie!), die Diagnose Brustkrebs. Mein erster Gedanke: »Scheiße!«, mein zweiter: »Warum ich?« Doch für diese Gedanken war noch kein Platz. Da ich ja selbst Ärztin bin, wusste ich, dass ich jetzt Dinge zu entscheiden hatte, die nicht warten konnten – drei Tage später lag ich wieder am OP-Tisch, zur Nachresektion. Ich hatte

Glück, meine Lymphknoten waren frei und so blieb mir eine weit unangenehmere Operation erspart. Und dass ich wirklich Glück hatte, wusste ich erst, als ich mich mit »meinem« Krebs auseinandersetzte – die feingewebliche Untersuchung ergab nämlich einen Typ, der als selten, ziemlich aggressiv und schnell wachsend eingestuft wird.

Bei so viel Glück hatte die Opferrolle (die »Warum ich?«-Rolle) keinen Platz. Als wessen Opfer sollte ich mich auch sehen? Ich entschied mich, dankbar zu sein für das Glück im Unglück. Ändern konnte ich sowieso nichts.

Da mein Krebs etwas »Besonderes« war, brauchte er auch die ganze Palette an Therapie – Chemo- und Strahlentherapie wurden mir dringend empfohlen. Als Medizinerin wusste ich nur zu gut, was mich da erwartete. Was aber nicht bedeutete, dass ich sofort wusste, was ich tun würde.

In Wahrheit hatte ich eine Riesenangst und ich wusste, die einzige Chance gegen dieses lähmende und irrationale Gefühl war Information. Also begann ich zu recherchieren, erkannte aber bald, dass zu viel Information auch nicht hilfreich war. So beschränkte ich mich auf einige wenige Quellen und befragte vor allem meine Frauenärztin wegen der Chemotherapie. Sie meinte dazu ganz einfach und klar: »Auch wenn die Wirksamkeit in deinem Fall nicht gesichert ist – nimm sechs Monate beschissene Lebensqualität in Kauf, damit du dir nie vorwerfen musst, nicht alles versucht zu haben.«

Ich entschied mich für die Chemotherapie und eine rein schulmedizinische Behandlung. Mit dieser ganz bewussten Entscheidung habe ich »das Ruder in der Hand« behalten. Was mich wirklich erwartete, wusste ich nicht. Aber in Wahrheit war es egal – es galt, die Situation zu meistern, wenn sie da war. Jeden Tag aufs Neue.

Und dann begann am 13. September 2010 die Chemotherapie. Ich denke, ich hatte alle Nebenwirkungen, die man kennt: von Übelkeit bis Haarausfall über Appetitlosigkeit bis zu Darmproblemen. Aber in Wirklichkeit ging es mir relativ gut – ich konnte trotzdem arbeiten, war auf Urlaub, bald war der Appetit wieder da. Ich bewegte mich völlig normal unter Menschen – und das tat sehr gut.

Bis Anfang Dezember lief alles soweit problemlos, bis ich dann bemerkte, dass die Nervenschmerzen, eine Nebenwirkung, in den Finger- und Zehenspitzen stärker wurden. Da entschied ich, die Chemotherapie vorzeitig abzubrechen. Meine Ärzte waren natürlich nicht begeistert, aber ich hatte es entschieden. Die drauffolgende Strahlentherapie war dann fast ein Spaziergang, weil ich nahezu keinerlei Nebenwirkungen hatte.

Diese Zeit im Krankenhaus, über sechs Monate fast täglich, war anstrengend. Es reichte mir. Ich wollte da raus, nichts mehr sehen und hören, mich erholen, meine Freiheit genießen.

Die Zeit, die dann folgte, war aber von vielen Übeln begleitet. Damit hatte ich überhaupt nicht gerechnet.

Durch die Chemotherapie war ich vorzeitig in die Wechseljahre gekommen – mit allen Symptomen, die bekannt sind: Hitzewallungen, Gelenksbeschwerden, Muskelschmerzen, depressiven Verstimmungen usw. Auch hierbei konnte mir meine Frauenärztin mit Informationen zu einer natürlichen Hormontherapie weiterhelfen.

Vordergründig ging es mir dann zwar besser, aber irgendetwas stimmte noch immer nicht. Das wurde mir erst klar, als ich Monate später eine befreundete Onko-Psychologin traf. Eigentlich wollte ich mir mit ihrer Hilfe das Rauchen abgewöhnen und bei unserem ersten Gespräch trat das eigentliche Thema in den Vordergrund. Ich schilderte ihr meinen Zustand und sie erklärte mir, das sei völlig normal! Das häufig beschriebene Fatigue-Syndrom (chronische Erschöpfung) als Begleiterscheinung einer Chemotherapie trete sehr unterschiedlich auf – bei der Chemo, unmittelbar danach oder, so wie bei mir, verzögert. Allein diese Bestätigung, dass mein Zustand völlig normal war, reichte aus, um aus meinem Loch steigen zu können.

Meine Lebensgeschichte

Ist Ihnen aufgefallen, dass es bis hierher nur um mich gegangen ist? Kein nahestehender Mensch wurde erwähnt. Aber genauso ist es mir damals gegangen: Ich spürte, dass ich vollste Konzentration auf mich haben musste. Sonst konnte ich es nicht schaffen! Das war ganz allein meins. Diese Erkenntnis hat mir mein Krebs gebracht und ich habe so meine rücksichtslose und egoistische Seite kennen und schätzen gelernt. Beide Eigenschaften haben in unserem Sprachgebrauch leider einen negativen Beigeschmack, aber so wie alles im Leben hat jedes Ding zwei Seiten. Mir haben sie das L(i)eben gerettet – »love it, change it or leave it«.

Meine Familie, meine Freunde, alle waren in großer Sorge, wollten helfen. Und was tat ich? Ich erklärte ihnen (rücksichtslos), meine Chancen stünden 50:50, Sorgen würden mir jetzt gar nichts nützen und helfen könnten sie mir auch nicht, da müsse ich allein durch.

Klingt ganz schön stark, was? Und das war es auch – die Kraft, die daraus wuchs und spürbar war, half auch meinen Lieben und wurde von ihnen dann noch liebevoll verstärkt. Sie hatten verstanden, was ich brauchte. Auch wenn ich weiß, dass sie alle Angst um mich hatten und sicherlich viele Tränen im Verborgenen vergossen haben. Aber jeder Einzelne trug in seiner Art dazu bei, dass ich diesen Weg gehen konnte.

Wenn Sie, liebe Leserin, lieber Leser, in einer ähnlichen Krankheitssituation sind oder waren, dann werden Sie das Geschilderte sicherlich kennen. Mein erster Impuls für den Umgang mit meiner Familie und meinen Freunden war auch ein ganz anderer. Ich wollte alle schonen, ihnen nicht zeigen, wie es mir geht, immer gut drauf sein. Das hätte aber bedeutet, dass ich mich hätte verkriechen müssen, wenn es mir schlecht ging. Damit mich ja keiner sieht, damit ja keiner traurig ist. Und ich? Ich wäre erst recht allein gewesen.

Daher habe ich es anders gemacht: Ich habe mich nicht versteckt; ich habe bunte Tücher getragen, um meine Glatze zu verschönern; ich habe Farbe in mein Leben gebracht und Rot für mich entdeckt (das ist mir bis heute geblieben: Rot ist für mich die Farbe des Lebens geworden); wenn mich jemand mitleidig angeschaut hat, habe ich ihn angelächelt; wenn peinliche Pausen in Gesprächen entstanden sind, habe ich von meinem Krebs erzählt; wenn es mir schlecht gegangen ist, wussten es alle. Da ich mich nicht versteckt habe, offen war und auch darüber gesprochen habe, ging es »meinen« Menschen auch besser. Ich denke, auch sie haben viel gelernt.

In der Zeit meiner Krankengeschichte vom Juni 2010 bis Jänner 2012 lief parallel auch mein »normales« Leben weiter. Vor meiner Diagnose hatten mein damaliger Lebensgefährte und ich beschlossen zu heiraten.

Als Termin war der 11. September 2010 geplant. Das haben wir dann auch trotz der Diagnose und der bevorstehenden Chemo mit Start am 13. September 2010 durchgezogen (der Beginn der Chemotherapie war extra so gewählt – schließlich wollte ich noch eine schöne Hochzeitsfrisur haben!).

Ich wollte die Hochzeit zwar verschieben, aber mein damals zukünftiger Ehemann meinte, es würde mir helfen. So war es aber nicht. Er konnte mit all dem nicht umgehen, vor allem nicht damit, dass er mir nicht helfen konnte. Und als alles überstanden war, kam es im Juni 2012 zur Scheidung.

Das klingt sehr dramatisch, was es unmittelbar auch war. Aber heute kann ich sagen, war meine Krankheit und alles, was dann kam, die zwar schlimmste, aber auch beste Zeit meines Lebens. Ich war auch vorher ein sehr starker Mensch, aber meine Erkrankung hat mir meine Kraft erst gezeigt, sie mir bewusst gemacht. Gepaart mit heiterer Gelassenheit führe ich heute ein glückliches Leben. Die Erkenntnis, dass ich jeden Tag vom Leben lernen kann und das auch zulasse, hat mich verändert.

Ein Thema, dass immer in einem Atemzug mit Krebs gedacht wird, ist der Tod. Ich komme erst jetzt zum Ende meiner Geschichte darauf, weil der Tod, das Sterben, mich während meiner Krankengeschichte *nicht* begleitet hat. Ich habe mich von Anfang an fürs Leben entschieden und mich darauf konzentriert (Sie erinnern sich? 50:50). Das heißt aber nicht, dass der Tod nicht allgegenwärtig war, ich habe ihm nur keinen Raum gegeben. Erst als alles hinter mir lag, hatte auch der Tod wieder Platz. Schließlich gehört er zu unserem Leben.

Ein wunderbares Buch von Andreas Salcher, *»Am Ende des Lebens«*, regte mich dazu an, darüber nachzudenken, ob das Leben, das ich führe, auch wirklich das ist, das ich führen möchte. Dann wurde ich auch oft gefragt, ob ich denn jetzt mein Leben ändern würde. Schließlich sei Krebs ja ein einschneidendes Ereignis und sollte zum Beispiel zu einer gesünderen Lebensweise führen. Also, ich habe nichts geändert, ich habe mein Leben nur an die Gegebenheiten angepasst. Seit der Chemotherapie hat sich einiges verändert wie etwa der Schlafrhythmus oder die Verträglichkeit von Lebensmitteln, aber damit muss ich umgehen.

Wiederum hat alles zwei Seiten. Genauso durfte ich erfahren, dass ich es bin, die für mein Glück verantwortlich ist; dass es jetzt schön ist und es egal ist, was das Morgen bringt; dass Freunde und Familie das schönste Geschenk auf Erden sind; dass es nur drei Möglichkeiten gibt, durchs Leben zu gehen – »love it, change it or leave it«.

Wenn Ihnen meine Geschichte hilft, den Blick fürs Leben zu bewahren, freut es mich. Wenn Sie mich etwas dazu fragen möchten, bitte haben Sie keine Scheu, mich zu kontaktieren – Sie sind mir jederzeit willkommen!

Alles ist möglich, nichts muss sein

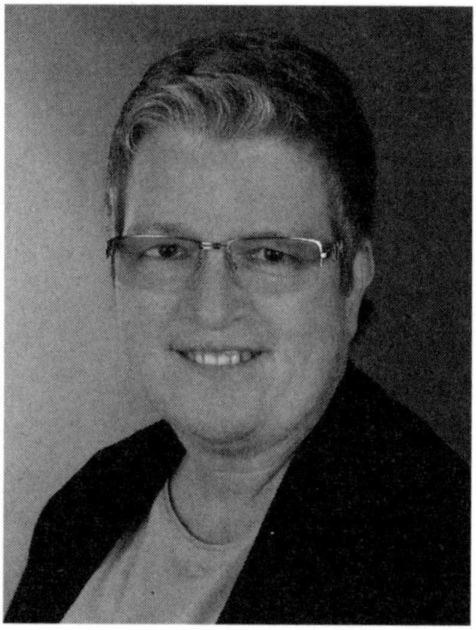

Barbara Hagendorf

Früher war mir der Job sehr wichtig, viel Kraft und Energie habe ich investiert. Heute trifft man mich nicht mehr in stickigen Klassenräumen, wo ich als Schulassistentin Kinder und Lehrer begleitet habe, sondern vornehmlich im Freien an. Beim Nordic Walking, beim Radfahren oder einfach beim Spazierengehen mit meinem Liebling Charly, einem bereits zwölf Jahre alten Malteserrüden. Früher, das war die Zeit, in der ich offiziell noch gesund war, heute, das ist die Zeit nach der mittlerweile dritten Krebsdiagnose. Mit genau 40 trat der Krebs in mein Leben. Bevor ich dies jedoch zum Positiven hin veränderte, brauchte es viel Zeit. Heute bin ich 47 Jahre alt, habe drei Chemotherapien hinter mir und kann über die letzten sieben Jahre ganz offen sprechen.

Angefangen hat es mit Brustkrebs, nachdem meine Mutter plötzlich im Alter von 67 Jahren gestorben war. Ich hätte mich nicht von meiner Mutter lösen können, haben drei Ärzte unabhängig voneinander gemeint.

Damals habe ich mich nach der Operation von allen allein gelassen gefühlt, vor allem von den Ärzten. 2011 kam zum Glück nur eine Metastase, die wegoperiert werden konnte, und wieder Chemo, danach waren wieder Arbeit und Alltag angesagt. 2013 wieder glücklicherweise »nur« eine Metastase, Chemo usw. und mir wurde gesagt, dass ich an einer chronischen Krebserkrankung leide. Das war der Zeitpunkt, an dem ich mein Leben in die Hand nahm und es umzugestalten begann. Bis dahin glaubte ich, dass ich meine Arbeit wie bisher weitermachen könnte. Doch plötzlich wurde ich gekündigt. Das war anfangs ein Schock, doch dann erkannte ich, dass ich jetzt endlich das machen konnte, was mir Freude bereitete. Ein Arzt riet mir, um Pension anzusuchen, das habe ich auch gemacht. Seitdem kümmere ich mich um mein Hobby, das Herstellen von Schmuck. Nach diesen Änderungen der Rahmenbedingungen änderte ich zudem meinen Lebensstil. Ich habe die Ernährung total umgestellt und höre auf meinen Körper. Er sagt mir, was gut für mich ist und was ich lassen soll. Außerdem tut mir jetzt extrem viel Bewegung gut. Früher war ich nach dem Job derart ausgelaugt, dass ich am Feierabend keinen Schritt mehr machen wollte. Heute ist Bewegung meine Nummer eins. Egal ob Hitze, Regen oder Kälte. Nichts hält mich auf, rauszugehen in die Natur und meinen Köper in Schwung zu bringen. Ich mache auch viel gezieltes Ausdauertraining wie Schwimmen und Radfahren. Das tut mir unendlich gut.

Neben meinem Körper wird auch meine Psyche kräftig gestärkt. Den Kopf hängen lassen, das gibt es kaum mehr. Denn sobald es der Psyche schlecht geht, geht es auch dem Körper schlecht. Heute bin ich nicht mehr deprimiert, denn ich weiß inzwischen, dass die Diagnose Krebs kein Todesurteil ist. Ich lebe dadurch bewusster und mein Leben ist viel schöner. Seitdem ich realisiert und vor allem verinnerlicht habe, dass die Diagnose nicht das Ende bedeutet, geht es mir viel besser. Die Krise nach der ersten und zweiten Diagnose und vor Beginn der dritten Chemo war zwar schwer, sie ist jetzt jedoch glücklicherweise überwunden.

Ich bin wirklich froh, wie es mir jetzt geht, oft ist es wie ein schöner Traum, wenn ich es mit den Jahren nach der ersten Diagnose vergleiche. Heute genieße ich jeden Tag, jede Stunde, jede Minute sehr bewusst. Ich sage Danke, am Morgen und am Abend.

Mittlerweile bin ich so gestärkt, dass mir auch Arzttermine keinen Stress mehr bereiten. Wenn ich heute zu einer Infusion gehe, sage ich mir, ich gehe zu meiner Tankstelle und lasse mich auffüllen. Der Kraftstoff hilft mir, auch wenn ich mal einen schlechten Tag habe. Die Tage vor einem Befund bringen zwar eine gewisse Anspannung mit sich, aber auch nicht mehr. Meine Ängste habe ich ebenfalls bereits sehr gut im Griff. Auch die Einstellung zum Leben hat eine Kehrtwende vollzogen. Dinge, über die ich mich früher aufgeregt hätte, sind nicht mehr wichtig. Da kann ich heute nur mehr darüber lachen. Heute sehe ich die Dinge viel lockerer, alles ist möglich, nichts muss sein. Und das Schöne ist: Auch die Menschen um mich herum ändern sich, weil ich an mir arbeite und mich verändere. Tipps zur Psychohygiene erhalte ich von meiner sehr geschätzten, extrem fundierten Psychoonkologin und in einer Selbsthilfegruppe, die ich mit großer Freude regelmäßig besuche. Ich visualisiere gerne schöne Dinge und Erlebnisse, das gibt mir Energie und ein gutes Gefühl, ebenso wie das Niederschreiben von Kraftgedanken. Früher hatte ich Angst vor der Zukunft, heute habe ich das Leben so gut im Griff, weil ich das Leben im *Jetzt* genießen kann. Ich darf sogar sagen, dass ich der Krankheit dankbar bin, denn ohne sie hätte ich viele tolle Menschen nie kennengelernt und mein Leben sicher nicht so positiv gestaltet! Nun fühle ich mich so richtig befreit. Ich verlasse das Haus, sehe die Natur und wie unendlich schön sie ist. Ich kann meine Zeit jetzt wirklich genießen. Und ich kann sogar anderen Menschen helfen, gelassener durch das Leben zu gehen. Das gibt mir ein richtig gutes Gefühl.

Ich lebe nur noch im Augenblick!

Die Fülle des Lebens

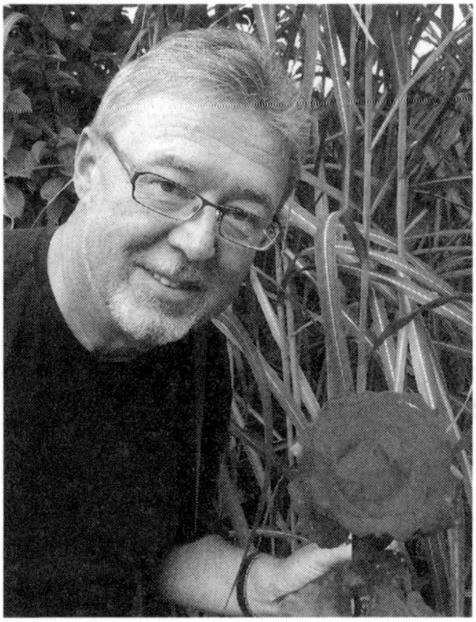

Alfred Habichler

Vermutlich trug ich ihn schon Jahre lang in meinem Körper, einen Tumor, der sich bis zu einer Faustgröße im Bauchraum entwickelt hatte. Er wurde bei einer Routineuntersuchung im Herbst 2011 entdeckt und identifiziert: Es handelte sich um ein Leiomyosarkom zweiten Grades, einen sehr seltenen Krebs (des Bindegewebes). Nach sofort erfolgter Operation hieß es, der Tumor konnte weitgehend im Guten – mithin restlos – entfernt werden. Obwohl die ersten Kontrolluntersuchungen nichts Bedenkliches anzeigten, begab ich mich – um nicht untätig zuzuwarten – sofort nach der Operation zu einem Komplementärmediziner, der meinem angeschlagenen Immunsystem mittels Vitaminpräparaten und Eigenbluttherapie allmählich wieder auf die Beine half. Ich war also nach dem ersten Diagnoseschock und einer heiklen Operation wieder ins Leben zurückgekehrt und fühlte mich wohl und sicher.

Etwas mehr als ein Jahr später entdeckte man bei einer Computertomografie multiple Rundherde an der Leber. Die Onkologie schlug eine umgehende Biopsie (Probenentnahme) mit anschließender Chemotherapie vor. Mir wurde noch eine Lebensdauer von etwa zwei Jahren prognostiziert, unter der Voraussetzung, dass ich mich der Chemotherapie unterziehen würde. Der Termin war bereits vereinbart, als ich mir nach intensivem Überlegen einen Ruck gab und den Termin höflich, aber bestimmt absagte. Ich wollte meinen sonst noch intakten Körper nicht jenem Gift ausliefern, das nicht nur Tumorzellen vernichtet, sondern auch viele gesunde Zellen. Stattdessen intensivierte ich die Behandlung durch meinen alternativen Arzt, der mir zusätzlich hochdosierte Vitamin-C-Infusionen verordnete, die für Tumorzellen ebenfalls einen Killer-Effekt haben, gesunde Zellen hingegen unberührt lassen. Ich sprach gut auf die Behandlungen an, hatte in der Folge geradezu phänomenale Laborwerte (Blutbild, Leberwerte, Tumormarker usw.) und, wie man vermutete, Metastasen, die sich kaum oder zumindest sehr langsam von der Stelle bewegten. Seitdem begann statt eines Lebens nach dem Krebs, mein Leben mit ihm.

Was bedeutet das? Zunächst einmal, dass ich mich mit meiner Erkrankung sehr bewusst auseinanderzusetzen begann (auch die Lektüre aufbauender Texte – sei es in Büchern und Zeitschriften oder zum Teil im Internet – half mir dabei). Die Panik, die mich bei der ersten Diagnose noch erfasst hatte, machte allmählich der Gewissheit Platz: Ich habe eine chronische Erkrankung, die ich zwar nicht mehr ungeschehen machen, jedoch selber mit beeinflussen kann. Und da gibt es vieles, was man tun kann.

Ich begann als Erstes meine Lebensgewohnheiten zu verändern: gesunde Ernährung, viel Bewegung im Freien – vornehmlich walken und arbeiten im Garten. Schließlich wurde mir klar, dass ich auch beruflich dem Stress und der Verantwortung einer leitenden Tätigkeit nicht mehr gewachsen war. Ich suchte – vier Jahre vor meinem regulären Pensionsantrittsalter – um krankheitsbedingten Frühruhestand an und bekam ihn genehmigt. Seither genieße ich die »langsamere Gangart« sehr und ich konnte gut loslassen von jener Arbeit, die mich zwar sehr erfüllt hatte, nun aber meine Kapazitäten eindeutig überstieg. Was natürlich nicht heißt, dass ich fortan untätig verweilte, sondern inzwischen Interessen und Aufgaben entdeckt habe, die mich fordern, aber doch nicht stressen. Geradezu Symbolcharakter hatte der Entschluss, mir ein neues hochwertiges Set an Gitarrensaiten zu kaufen und wieder einmal – nach Langem – Werke aus meinen frühen Lernjahren an der Musikschule zu spielen.

Das waren allerdings nur die äußeren Zeichen dessen, was sich für mich veränderte. Für wesentlicher erachte ich, was sich in mir innerlich zu vollziehen begann. Mein Gesprächstherapeut, den ich mittlerweile regelmäßig aufsuche, gab mir die Frage mit, worin wohl die Botschaft meiner Erkrankung bestehen könnte: »Was möchte dir dein Krebs vielleicht sagen?«

Ich begann, mein bisheriges Leben genauer unter die Lupe zu nehmen, mit bewusstem Blick auf meine familiären Wurzeln und die damit verbundenen frühen Prägungen, meine Entscheidungen und Lebensziele sowie die Art, wie ich sie verwirklichen wollte. Ich entdeckte dabei so manche krankmachende Komponente (nicht zuletzt auch einen energetisch stark verstrahlten Schlafplatz in meiner Wohnung), aber auch viele heilsame Dimensionen in meinem Leben. Ich lernte dankbar zu sein für das, was mir im Leben schon geschenkt worden war, und für alles, was gelungen war. Und das war eigentlich nicht wenig. Ich bekam das Gefühl, Alltäglichkeiten mit neuen Augen zu sehen und mich mehr zu freuen über einen blühenden Rosenstrauch oder eine dampfende Kaffeetasse als früher. Ich merkte, wie mein Leben in Beziehung, in Familie und Freundeskreis an Tiefe gewann und wie stark mich dieses Netzwerk gerade in Zeiten der Krise aufgefangen und gestützt hat. Durch diese inneren Wandlungsprozesse geschah etwas Ähnliches wie mit einem Acker, der gepflügt worden war und nun wieder aufnahmebereiter sein würde für neue Samenkörner der Dankbarkeit und der Hoffnung.

Ja, die Hoffnung! Sie ist eine sensible Pflanze mit großem Bedürfnis nach Sonne und fruchtbarem Erdreich. Natürlich lebt in mir immer noch ein »Senfkorn Hoffnung« auf so etwas wie Heilung. Seitdem ich bei einer Expertin für traditionelle chinesische Medizin und einem Bioenergetiker »in die Schule gehe«, spüre ich die vielfachen Zusammenhänge und Wechselwirkungen zwischen Geist, Seele und Körper einfühlsamer als früher. Ich versuche, nicht ständig an meine Krankheit zu denken, sondern auch an das viele, was gesund an mir ist, und ich lerne, den Selbstheilungskräften in mir mehr Vertrauen zu schenken, die ja zweifellos auch da sind. Es macht einen Unterschied, ob ich einen Tag mit traurigem Blick und hängenden Schultern beginne oder mit guten Gedanken und einem Lächeln auf den Lippen, und sei es nur in den Spiegel hinein: »Guten Morgen! Gut siehst du heute wieder aus!« Ich wage es, mir meinen Körper als unversehrt vorzustellen und meine Tumorzellen in die Schranken zu weisen: »Wenn es mich nicht mehr gibt, dann seid ihr auch tot. Also lassen wir uns besser gegenseitig in Ruhe!« Irgendwo habe ich diesen Satz einmal gelesen und ihn behalten. Ich merke, dass ich in all der Zeit ein liebevolleres Verhältnis zu meinem Körper aufbaue, was immer ich auch tue: essen, trinken, gehen, duschen, schwimmen, schlafen. Man sagt ja, dass Männer von Natur aus ein distanzierteres Verhältnis zu ihrer Leiblichkeit haben als Frauen. Ich habe meinen Körper lange Zeit nicht nur missachtet und ignoriert, sondern phasenweise auch gegen ihn gelebt, ihn ausgebeutet. Nun erlaube ich mir, ihn hin und wieder bewusst zu verwöhnen. Überhaupt ist mir die Bedeutung von Zärtlichkeit und Berührung auch im alltäglichen Leben viel wichtiger geworden. So spüre ich mich heute selber oft in einer ganz neuen Weise.

All dies sind Bausteine für jene neue Phase meines Lebens, die mit meiner Krebserkrankung so dunkel begonnen hat und nun auf einmal auch wieder Lichtmomente und Sternstunden für mich bereithält.

Das bedeutet freilich nicht, dass mich nicht auch jetzt oft Angst befällt, Angst vor den Untersuchungen mittels sogenannter »bildgebender Verfahren« (Ultraschall, CT, MRT), die offenbar eine große suggestive Wirkung haben und mir immer wieder zeigen, wie groß meine problematischen Fresszellen gerade sind und ob sie kleiner werden, gleich bleiben oder wachsen (alles habe ich schon erlebt). Ich überlege gegenwärtig ernsthaft, diese Kontrollen weniger oft durchführen zu lassen und mehr meinem »Bauchgefühl« (im wahrsten Sinne des Wortes) zu folgen. Ich wünsche mir hier noch mehr Mut, den »Göttern im weißen Kittel« bei allem Respekt vor der ärztlichen Autorität nicht unterwürfig und blind gehorchend zu begegnen, sondern selbstbewusst und auf Augenhöhe, was Entscheidungen für mein Leben und die Verantwortung dafür betrifft.

Denn Angst kann im Nu die Hoffnung umdrehen und sie schwächen; stattdessen wächst dann die Angst vor der Angst. Wenn sie mich wieder einmal so richtig in die Zange nehmen will, hilft mir sehr das Gespräch mit Menschen, die mir Mut machen und mich allein durch ihr Zuhören und Verstehen stärken. Die Tatsache, zu jemandem sprechen und sich anvertrauen zu können, macht freier. Aber auch meditative Momente der Stille können mich wieder in Balance bringen, Musik und Gebet. Wenn ich dann manchmal meinem Angstgefühl auf den Grund gehe, so wird mir klar, dass sich dahinter die Angst vor dem Tod, genauer gesagt die Angst vor dem Sterben verbirgt. Ich habe mit Gewinn das Buch von Bronnie Ware, »*5 Dinge, die Sterbende am meisten bereuen: Einsichten, die Ihr Leben verändern werden*«, gelesen, obwohl es dazu auch vernichtende Kritiken gibt. Es werden darin Begegnungen mit Todkranken geschildert, in denen dem Sterben die kalte Maske der Unheimlichkeit und des Grauens abgenommen wird. Auseinandersetzung mit der eigenen Vergänglichkeit und Sterblichkeit – ja, dieses Thema rückt für Tumorpatienten näher, obwohl wir im Grunde auch sonst wissen, dass wir alle einmal sterben werden; wir kennen bloß nicht den Tag und die Stunde.

Im Umgang mit dem Thema Tod und Sterben kreist mein Nachdenken dann oft um die seit meiner Kindheit geläufigen biblisch-österlichen Bilder des Lebens, in denen die Grenze des Todes überwunden wird: Emmaus-Geschichten und Magdalena-Erfahrungen; nicht nur vom Winde verweht zu werden, sondern eingeschrieben zu sein in die Hand Gottes mit Namen und Gesicht. Im Blick auf solche Bilder der Verheißung kann ich mich zögernd vortasten zu Worten wie: »Was kein Auge gesehen und kein Ohr gehört hat, was keinem Menschen in den Sinn gekommen ist, das wird Gott denen bereiten, die ihn lieben!« Einer meiner Lehrer, ein hochbetagter Mann, meinte unlängst in einem Gespräch: »Vielleicht fängt es dann erst so richtig mit uns an!« Er wollte damit wohl andeuten, dass uns auch in einem anderen Leben noch Spannendes erwarten würde.

Ohne diese Bilder von der Fülle des Lebens würde ich wahrscheinlich in all meinem Zagen und Zweifeln, mit all der Angst, die sich nie ganz verscheuchen lässt, noch viel armseliger dastehen. Hin und wieder gelingt es für einen Augenblick, dass meine Angst sich plötzlich auflöst und eine Stimme bleibt: »Es ist ja alles gut, fürchte dich nicht! Du fällst nicht tiefer als in die Hand Gottes. Dass dir dabei schwindelig wird, verstehe ich gut. Aber es geht nicht anders, als dass du einfach loslässt und vertraust.«

Wenn ich die Wegstrecke von meiner Krebsdiagnose vor drei Jahren bis zum heutigen Tag überblicke, so war dies wohl der anstrengendste und schwierigste Part meines bisherigen Lebens. Aber ich sehe sie auch als eine Zeit vieler tiefer Erfahrungen und wichtiger Lernprozesse. Das Leben hat sozusagen seine »Selbstverständlichkeit« verloren. Gewachsen sind dafür ohne Zweifel eine größere Dankbarkeit und eine tiefere Hoffnung. Ich lebe inzwischen schon länger, als man mir einst ärztlicherseits prophezeite – und das in bester Lebensqualität und immer noch aus »Leibeskräften«!

Weil ich früher viel bergsteigen gegangen bin, kommt mir oft das Bild von der Gratwanderung in den Sinn. So wie damals auf steilen Graten komme ich mir jetzt unterwegs manchmal vor. Der Weg ist gefährlich und ausgesetzt, man kann abstürzen und ins Seil fallen (und ich bin einige Male seelisch tatsächlich abgestürzt – ich konnte einfach nicht mehr), Angst lässt bisweilen meine Knie zittern vor dem nächsten Schritt; aber es ist da dennoch ein Weg, der begehbar ist, wenn ich einigen Mut aufbringe. Und es wartet ein Ziel auf mich, das zu erreichen sich lohnt im Zugehen auf die Fülle des Lebens!

(Dr. Alfred Habichler ist Philosoph, Theologe und Seelsorger.)

Die Geschichte von den Mäusen im Sahnetopf

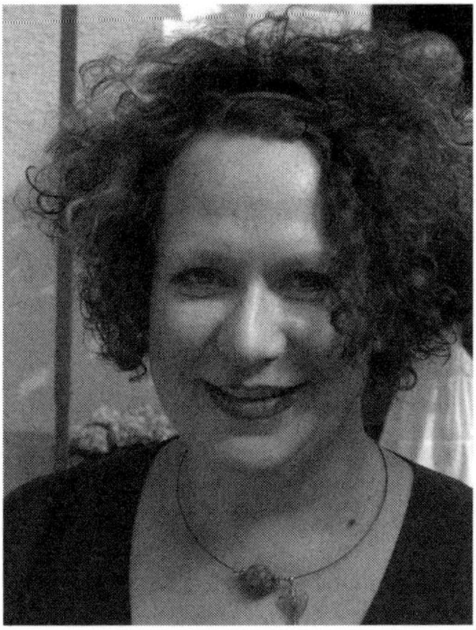

Birgit Mally-Blank

Jährlich befinden sich rund 1,4 Millionen Menschen in der sogenannten Nachsorgezeit, diese beträgt in Deutschland fünf Jahre. Das sind 1,4 Millionen Leben, plus ihre Familien, Ehe- und Lebenspartner, Eltern, Kinder, Freunde, Arbeitskollegen, die sich um einen sorgen, sich mit einem freuen, mit einem zusammen weinen und lachen. Da kommen einige Millionen zusammen, eine enorme Zahl an einzelnen Menschen, jeder mit seiner eigenen Geschichte. Ich bin einer dieser Menschen.

Ich darf von mir behaupten, dass ich immer schon eine Optimistin war. Eine Optimistin mit Diagnose Brustkrebs im März 2010, wenige Wochen vor meinem 41. Geburtstag. Fortgeschrittenes Stadium, Chemotherapie für sechs Monate, anschließend Brustamputation, dann sechs Wochen Bestrahlung und zwölf Monate Antikörpertherapie. Im August

2012 folgte die zweite Diagnose eines malignen Melanoms mit mehreren Operationen, einschließlich Hauttransplantation, bis Dezember 2012. All das konnte mir meinen Optimismus nicht rauben, im Gegenteil, er wurde sogar noch stärker.

Was diese dünnen Zeilen beinhalten, kann man sehr wohl als große Lebenswende bezeichnen. Sie eröffnete mir aber trotz aller Dramatik neue Sichtweisen und verstärkte erahnte, aber noch schlummernde Talente. Ich glaube fest daran, dass es einen Ausgleich gibt für das, was einem genommen oder gegeben wird. Allerdings haben wir Menschen die Eigenschaft, alles zu bewerten bzw. wollen wir festlegen, was mehr wiegt, und so sehen wir meist nicht (sofort), dass auch im Unglück etwas Gutes entsteht, das so sicher nie gewesen oder gekommen wäre.

Ich fühlte mich von Anfang an nicht vom Schicksal bestraft. Ich fühlte mich geliebt und getragen. Nicht nur von meinem Mann, sondern von meinem ganzen Umfeld. Meine Familie hat mir alles abgenommen, alle haben mir unheimlich geholfen. Es waren viele wundervolle Augenblicke, die ich erleben durfte, die mich heute immer noch sehr berühren, die mich verändert und gestärkt haben und die sicherlich mein restliches Leben beeinflussen werden. Als mein Arzt während der Chemo zu mir kam und mich fragte, wie es mir ginge, habe ich gesagt: »Wäre da nicht die Krankheit, würde ich sagen, ich erlebe die schönste Zeit meines Leben.«

Zum Thema Angst möchte ich sagen, dass ich zwei Jahre lang vor der Erkrankung diffuse Ängste hatte. Ängste, die ich zuvor nie hatte und die gar nicht zu mir passten. Sogar Angstattacken waren dabei. Ich glaube, dass diese neu aufgetretenen Ängste ein Zeichen waren, dass mit mir etwas nicht stimmt. Es waren Signale, die ich nicht gehört habe. Und als ich dann die Diagnose bekam, waren diese Ängste wie weggeblasen. Angst vor dem Tod kam erst gar keine auf. Ich wusste, dass ich das schaffen würde. Woher diese Kraft gekommen ist, das weiß ich nicht. Es war einfach so, dass ich über meinen Schatten gesprungen bin. Es ist natürlich nicht so, dass ich gar keine Angst mehr kannte. Aber es war eher die Angst vor »Kleinigkeiten«: Angst vor der nächsten Chemo, ob der Arzt die Nadel richtig legt. Oder Angst davor, wenn alle Haare ausgehen, ob ich mich selbst im Spiegel anschauen kann und ob mein Mann vor mir erschrecken wird. Aber es war nie die große Angst um mein Leben. Zu keiner Zeit. Ich glaubte von Anfang an ganz fest und unumstößlich, dass ich die Krankheit besiegen würde. Allerdings habe ich auch Menschen kennengelernt, die diesen »Luxus« nicht haben, weil es ihr Umfeld, vielleicht auch ihre sozialen Umstände nicht zulassen.

Sehr schnell wusste ich, dass ich mein Glück, diese Phase meines Lebens so gut bewältigen zu können, teilen würde, ich wusste nur noch nicht wie. Ich merkte, dass ich mit meinem Optimismus ansteckend war, ich konnte tatsächlich Mitpatienten Mut machen. Gleichzeitig wurde mir mehr und mehr bewusst, dass es wichtig ist, Wissen zu vermitteln, zum einen für die Betroffenen und ihre Angehörigen und zum anderen für die Öffentlichkeit, die ein Bild über die Krankheit Krebs hat, das ehrlich gesagt oftmals wenig Mut macht.

Der Anstoß zur Veränderung war dann die Bemerkung einer lieben Freundin. In etwa sagte sie: »Du strahlst so viel Optimismus aus, den die anderen empfangen. Und was du aussendest, bekommst du zigfach zurück. Du bist eingehüllt von Hoffnung und Optimismus, die dich tagtäglich begleiten, und das macht dich gesund. Und die anderen auch.« Diese Freundin machte mir klar, dass ich so viel Liebe bekomme, weil ich selbst so viel Optimismus und Freude ausstrahle und die anderen dies wiederum reflektieren.

Die Kraft der Einstellung, der eigenen Gedanken, all das bekam ich nicht mehr aus dem Kopf, darüber wollte ich mehr wissen. So kam ich auf Themen wie Resilienz, die – grob gesagt – die innere Stärke eines Menschen bezeichnet. Ich kam auf die Salutogenese – die Erforschung dessen, was Menschen gesund macht und wie Gesundheit überhaupt entsteht. Das alles sprach mich an und faszinierte mich. Ich beschloss, noch einmal die Schulbank zu drücken, und absolvierte ein Fachstudium zur geprüften Präventologin.

Bis zu meiner Erkrankung beschäftigte ich mich als Handelsfachwirtin mit strukturellen Entwicklungen von Handelsimmobilien und war für Projektentwickler und Centermanagement-Gesellschaften im strategisch konzeptionellen Bereich tätig. Spezialisiert auf die Konzepterstellung, Produktion und Ausführung von Decoration- und Entertainment-Veranstaltungen in Shopping Malls waren Einkaufszentren, Bahnhöfe, Flughäfen und das dazugehörige Umfeld bisher mein bevorzugtes Terrain. Aber nicht nur Handel ist Wandel – auch bei mir hat sich vieles geändert: Heute entwickle ich immer noch Projekte, allerdings verstärkt im Gesundheitswesen, schärfe den Blick für emotionale Details und zeige Wege für den langfristigen Aufbau von Netzwerken auf. Ich habe meine »alte« Welt mit meiner »neuen« verbunden. Vor allem suche ich mir heute aus, mit wem ich arbeite, und mein Angebot können nur Unternehmen und Organisationen annehmen, die selbst eine Kulturentwicklung und gesundheitsförderliche Ziele verfolgen. Geändert habe ich auch die Last, die ich mir aufbürde. Früher war ich durch meine Arbeit für viele andere Menschen verantwortlich, habe viel zu viel und oft ohne Urlaub gearbeitet. Diesen Rucksack habe ich abgelegt, ich übernehme nur mehr für mich selbst Verantwortung.

Neben meinem beruflichen Engagement ist die Selbsthilfe und das Ehrenamt ein ganz wichtiger Teil in meinem Leben geworden. Ich empfinde es als Luxus und Geschenk, es mir zu erlauben, hier Zeit zu investieren. Ich muss gestehen, mit einer Selbsthilfegruppe hatte ich zunächst nichts am Hut, ich stellte mir das als »Kaffeekränzchen mit gegenseitigem Gejammer« vor. Nein, für mich persönlich war das nichts. Ich suchte eher nach einer Begegnungsmöglichkeit, wo jeder hingehen kann, der in irgendeiner Weise mit der Krankheit konfrontiert war, also auch Angehörige, Kinder, Freunde, Arbeitskollegen, das komplette Umfeld eben. Aber so eine Organisation gab es nicht. Dann entstand der Kontakt zur Bayerischen Krebsgesellschaft e. V., die mir ihre Zusammenarbeit anbot. Und so wurden DIE MUTMACHER geboren und damit die Idee, Menschen mit einer Krebserkrankung in ihrer Region, in ihrem Umfeld aufzufangen und ihre Zuversicht, Mut und Tatkraft zu fördern. Daraus ist mittlerweile ein Verein entstanden, der Themen wie Selbsthilfe, Mitverantwortung und Patientenkompetenz in den Mittelpunkt stellt und stark projektorientiert ist.

Die Möglichkeit, mit einer bürgerschaftlichen Organisation aktiv an einer Weiterentwicklung im Gesundheitswesen beteiligt zu sein und damit entsprechende Multiplikation zu erreichen, ist meine große Motivation.

Geändert hat sich seit meiner Diagnose auch meine Art, mit anderen Menschen umzugehen. Ich bin viel direkter und zielgerichteter geworden und brauche nicht mehr so viel Worte. Ohne Umschweife zu sagen, was Sache ist, das habe ich ebenso gelernt wie mich nicht länger mit unwichtigen Sachen abzugeben. Oder mich vor dem Zahnarzt zu fürchten. Die Dinge relativieren sich eben. Zahnarzt, was ist das schon?

Ich habe mir anfänglich wegen meiner mangelnden Angst und meinem unerschütterlichen Optimismus Gedanken gemacht, ob mit mir vielleicht etwas nicht stimmt. Kennen Sie diese Vorurteile auch? *Optimisten verkennen die Tatsachen, belügen sich selbst, verdrängen Probleme, wollen eine heile Welt und drücken sich vor der Verantwortung. Sie sind naiv und haben ein kindliches Gemüt. Sie benutzen das positive Denken, um ihre Unfähigkeit, die Realität zu akzeptieren, zu vertuschen und halten so lange an ihren Selbsttäuschungen fest, bis die Realität ihren Selbsttäuschungen entspricht.*

Aber bitte denken Sie einmal darüber nach: Ist ein Mensch, der an Krebs erkrankt ist, zu optimistisch, wenn er an seine Heilung glaubt? Und ist ein Pessimist in dieser Situation tatsächlich der Realist, wenn er glaubt, keine Überlebenschance zu haben? Optimisten sind dankbar für das, was sie besitzen, Pessimisten ärgern sich über das, was sie verloren haben oder nicht besitzen. Und Optimisten besitzen eine kräftige Portion Hoffnung. Sich Hoffnung zu machen, bedeutet einen Grund für Veränderung zu haben. Die Hoffnung ist sogar die Voraussetzung für eine Veränderung. Wenn wir die Hoffnung aufgeben, dann fehlt uns die Voraussetzung für die Veränderung eines gegenwärtigen Zustandes und wir sind verzweifelt. Hoffnung ist ein Lebenselixier. Ohne sie gibt es kein Leben. Jede Hoffnung ist die Vorhersage einer besseren Zukunft, die sich selbst erfüllen kann. Keine Situation ist hoffnungslos oder ausweglos, solange wir sie nicht so sehen.

Passend dazu folgt nun zum Schluss die Geschichte von den Mäusen im Sahnetopf: Zwei Mäuse fallen in einen Sahnetopf. Die eine Maus denkt, wie komme ich hier bloß wieder raus, überlegt und beginnt zu strampeln. Die andere denkt, wie konnte mir nur so etwas passieren, und versinkt langsam in der Sahne. »Komm, strample mit mir, nicht aufgeben, durchhalten!«, ruft die Strampelmaus. Und so strampeln beide Mäuse im

Sahnetopf, bis die Sahne Butter wird und beide aus dem Topf springen können. Die Quintessenz daraus aus ist erstens: Ohne den Optimismus und den Mut dieser einen kleinen Maus wäre die andere wohl auf der Strecke geblieben. Zweitens wird deutlich, dass Mut zu machen auch Wissen voraussetzt: Schlägt man Sahne lange genug, wird sie fest. Und Drittens: Gemeinsam sind wir stärker!

Wenn also ein Mensch im Dunkeln ganz allein steht, dann geh zu ihm hin, denn gemeinsam bekommen wir mehr MUT.

Ich fühle mich

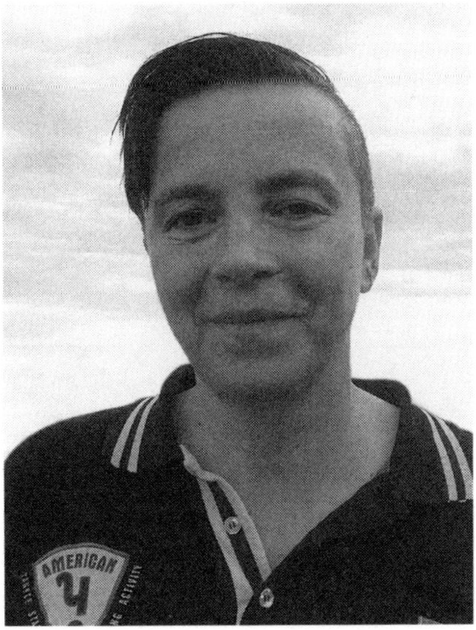

Marlies Schagerl

Meine Geschichte beginnt im September 2012 mit der Entfernung eines scheinbar harmlosen Muttermales. Als ich diesen kurzen chirurgischen Eingriff schon fast wieder vergessen hatte, erreichte mich der Telefonanruf des Arztes und innerhalb weniger Sekunden veränderte sich mein Leben für immer. Die Diagnose lautete »malignes Melanom«, was eine weitere Operation und weitere Untersuchungen bedeutete. Die brutale Realität, dass ich an einer bösartigen Krankheit eventuell sterben könnte, bedeutete einen unglaublichen Umbruch. Es war wie ein gleichförmiges Vormichhinleben auf gerader Spur, auf das ein plötzliches, scharfes Abbiegen folgte, mit ungewissem Ende der »Reise«.

Kaum hatte ich den ersten Schock einigermaßen überwunden, traf mich ein noch größerer Schlag: Bei den Untersuchungen in der Klinik wurde zufällig ein weiterer Feind gefunden: Brustkrebs.

In Momenten tiefster Verzweiflung und Angst entdeckte ich etwas in mir, was ich bisher nicht gekannt hatte: Kraft und Überlebenswillen. Es war wie ein kleines Flämmchen, das sich plötzlich entzündete und zu lodern begann. Dieses Flämmchen bewahrte mich vor dem tiefen Fall in einen Abgrund, aus dem ich vielleicht nicht mehr herausgefunden hätte. Das Flämmchen wurde zur Energieflamme, die mich in den kommenden Wochen beschützte und mir Halt gab. Auf diese Weise und durch das Akzeptieren der Umstände entwickelte ich eine enorme Stärke, die mich gut durch die Monate der Chemotherapie und die darauf folgende Operation brachte. Mein Vertrauen in die Ärzte und in die Wirksamkeit der verabreichten Zytostatika ließ mich die Nebenwirkungen der Therapie verhältnismäßig gut überstehen, und am Ende stand nach der Operation eine pathologische Komplettremission.

Ich würde gerne sagen, dass meine Geschichte nun zu Ende ist, aber das ist natürlich nicht möglich. Viele Dinge in meinem Leben haben sich zum Positiven gewandelt, daher kann ich behaupten, dass alles, was mit mir passiert ist, eine Bedeutung und sogar einen tieferen Sinn hatte.

Es ist mir immer gut gelungen, nicht mit meinem Schicksal zu hadern. Was hätte es mir gebracht, mich zu fragen: »Warum ich?« Es sollte doch vielmehr lauten: »Warum nicht ich? Warum sollte ausgerechnet ich verschont bleiben?«

Ich blicke nicht oft auf mein früheres Leben zurück. Mit den Gründen, warum ich Krebs bekommen habe, beschäftige ich mich nicht, denn das werde ich zum einen nicht herausfinden und zum anderen bringt es mich nicht weiter. Ich kann nur versuchen, künftig einiges besser zu machen.

Ich rauche nicht mehr. Ich versuche, mich besser zu ernähren. Ich mache viel mehr Bewegung als früher. Ich achte mehr auf mich. Ich fühle mich.

Meine wichtigste Errungenschaft ist meine Selbstbestimmtheit. Ich war früher immer sehr angepasst, habe mir Gedanken um die Beurteilungen durch andere gemacht und wollte meist nicht anecken. Heute weiß ich viel besser, wer ich bin, was ich will, was ich brauche und – nicht zu vergessen – was ich nicht will und nicht brauche. Besser noch: Ich weiß das alles nicht nur, ich handle auch dementsprechend, verlasse mich auf mein Bauchgefühl und bin fokussierter.

Es geht mir gut.

Ich habe immer noch Angst davor, dass der Krebs (einer oder beide) zurückkommen könnte. Das ist eine Angst, die wohl kein Mensch, der einmal an dieser Krankheit leiden musste, je verlieren wird. Ich muss manchmal sehr aufpassen, dass mich diese Angst nicht lähmt und daran hindert, die Handbremse zu lösen und ungehindert und frei mein Leben zu leben.

Der Krebs ist immer noch das Hauptthema in meinem Leben. Obwohl ich bereits im Nachsorgeschema bin, kann ich die Krankheit noch nicht loslassen. Unangenehme Nebenwirkungen von Medikamenten, die ich zur Rückfallvermeidung noch jahrelang einnehmen muss, lassen mich ebenfalls nicht »vergessen«.

Ich weiß jedoch, dass ich auch an dieser Aufgabe wachsen werde und das Vertrauen in meinen Körper und meine Seele irgendwann wiederfinden werde.

Der Weg zurück zur Weiblichkeit

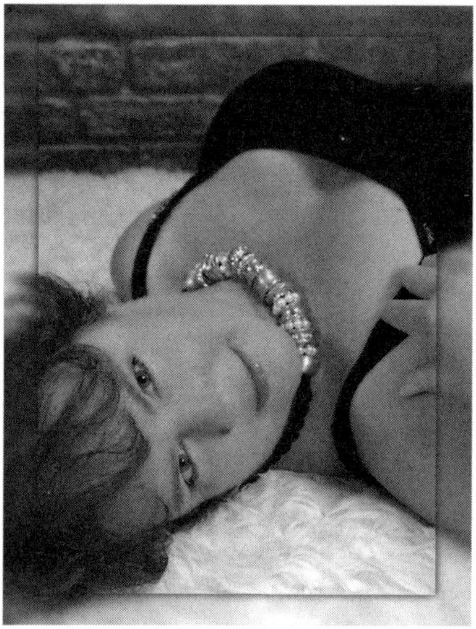

Uta Büchner

Begonnen hat alles 1996. Ich war 35 Jahre jung und meine Kinder waren acht, zehn und 14 Jahre alt. Eines Tages entdeckte ich zwei kleine harte Stellen in meiner linken Brust und weil diese nach zwei Wochen nicht verschwanden, ging ich zu meiner Gynäkologin. Sie untersuchte diese Brust und erklärte mir, dass eine Mammografie gemacht werden müsse. Ich solle mir keine Sorgen machen.

Auf telefonische Anfrage bekam ich die Antwort, der Arzt gehe erst mal auf Safari, ich solle in drei Wochen noch mal anrufen. Die Schwester besann sich aber und fragte nach der Diagnose. Was auf der Überweisung stand, weiß ich heute nicht mehr, aber es muss doch sehr aussagekräftig gewesen sein, denn daraufhin sagte sie, ich solle sofort kommen, was ich auch tat. Nach der Mammografie nahm ich einen Moment Platz. Wenige Minuten später hieß es, ich müsse unbedingt noch zur Sonografie. Was auch immer es war, ich nahm alles an. Es war alles etwas hektischer geworden.

Im abgedunkelten Raum wartete ich eine gefühlte Ewigkeit. Der Arzt hatte die Türklinke noch in der Hand, als er, ohne mich gesehen zu haben, sagte: »Die Brust muss abgenommen werden.« Ich lag da und dachte, der meint doch nicht mich.

Als mich der Arzt sah, entschuldigte er sich für den schroffen Ton, er dachte, es würde eine 80jährige Frau auf ihn warten. Auch das rechtfertigte nicht diesen Ton. Er erklärte mir, es sei ein Mammakarzinom und der Tumor sei so groß, dass die linke Brust amputiert werden müsse. Die ganze Brust sah auf dem Bild weiß aus.

Wieder zu Hause musste ich wissen, was im Befund stand. Ich brauchte ein Wörterbuch dazu, denn das Wort Karzinom hatte ich zu diesem Zeitpunkt noch nie gehört.

Das konnte doch nicht wahr sein. Krebs, ich, mit 35 Jahren. Die Ärztin hatte doch gesagt, ich sei viel zu jung, und außerdem hatte ich drei Kinder geboren, das konnte nicht stimmen.

Am Tag der Operation wurde mir gesagt, es werde ein Probeschnitt erfolgen und ich erfahre im Laufe des Tages den Befund. Wieder der Satz der Ärztin – ich solle mir keine Sorgen machen, ich sei viel zu jung.

Gegen Mittag stand diese Ärztin an meinem Bett und war fast sprachlos. Sie sagte nur, es habe sich leider herausgestellt … – weiter brauchte sie nicht sprechen, ich beendete den Satz: »Die Brust muss abgenommen werden.«

Sie erklärte mir dann, dass ich auch eine Silikoneinlage erhalten könnte. Aber ich sagte ihr, ich wolle kein Silikon, wenn es so sein soll, dann müsse sie abgenommen werden. Ich wollte leben, meine Kinder brauchten mich.

Nach schwer überstandener Therapie mit zwölf Chemos und 36 Bestrahlungen wurde ich als gesund entlassen, damals vom niedergelassenen Onkologen. Ich war sehr glücklich, zumindest glaubte ich es.

In meiner Familie wurde das Thema Krebs nicht offen angesprochen. Meine Mutter sagte immer: »Sag das bloß keinem!« Mein Mann merkte nach überstandener Therapie, circa nach einem Jahr, dass ich unbedingt jemanden brauchte, mit dem ich über meine Probleme reden konnte.

Er brachte mich zu einer Selbsthilfegruppe. So etwas hatte ich bis dahin noch nicht erlebt. Hier konnte ich meine Ängste und Fragen gleich offen ansprechen. Ich wurde sehr liebevoll in dieser Gruppe aufgenommen. Anfangs war ich zwar nur Zuhörerin, aber schon bald merkte ich, dass ich hier etwas bewegen konnte. Nur zum Kaffeekränzchen wollte ich nicht in die Gruppe. Ich wollte sehr viel erfahren über meine Krankheit, über andere Therapien, über gesunde Ernährung, Bewegung, was sonst noch zu beachten war und was ich selber tun konnte, um nicht wieder zu erkranken. Ich beschäftigte mich sehr intensiv mit dem Thema Brustkrebs.

Durch meine ehrenamtliche Arbeit in der Frauenselbsthilfe (FSH) habe ich sehr viele Fachvorträge gehört, anfangs nicht alles verstanden, aber mit den Jahren sehr viel gelernt.

Ich hatte einige Zeit nach meiner Brustamputation und der überstandenen Therapie den Wunsch, mir einen Brustaufbau machen zu lassen. Ich wollte aber kein Silikon, das stand für mich fest. Ich lebte auch als Amazone sehr gut und mein Mann hatte damit gar kein Problem. Aber mich störte es besonders im Sommer. Immer musste man kontrollieren, ob auch alles richtig sitzt, besonders beim Baden hatte ich meine Probleme, die ich aber vor der Familie gut versteckte.

Durch meine ehrenamtliche Arbeit in der »FSH nach Krebs« bekam ich die Möglichkeit, bei der Bundestagung einen Workshop zu besuchen, der den Titel trug: Neue Methoden der Brustrekonstruktion mit Eigenfett. Wenige Minuten nach Beginn des Vortrages war ich fest überzeugt: Genau darauf hatte ich all die Jahre gewartet. Mein Wunsch bestand seit sieben Jahren. Weitere drei Jahre brauchte ich, um endlich zur Voruntersuchung zu gehen, um zu fragen, ob ich überhaupt geeignet sei. In der Zwischenzeit war meine Schwester (zehn Jahre älter als ich) an Brustkrebs verstorben. Genau in dem Krankenhaus, wo die Operation stattfinden sollte.

Endlich, es war der Pfingstsamstag 2010, hatte ich meinen Beratungstermin. Meinen Mann nahm ich mit, um ihm seine Angst vor meiner Operation zu nehmen. Es war ein sehr interessanter Vormittag, das Beratungsgespräch lies keine Fragen offen.

Mir konnte keiner diese OP-Methode ausreden. Ich war zu 1.000 Prozent davon überzeugt.

Am 24. November 2010 hatte ich meinen lang ersehnten OP-Termin. Kein Mensch konnte verstehen, weshalb ich mich nach so langer Zeit operieren lassen wollte, zumal es mir so gut ging. Aber ich freute mich darauf. Neun Stunden dauerte meine Operation. Den Moment nach dem Aufwachen aus der Narkose werde ich mein Leben lang nicht mehr vergessen. Es war unbeschreiblich schön, nach so vielen Jahren auf der linken Seite eine warme, weiche Brust zu erfühlen.

Nicht eine Sekunde habe ich diese Entscheidung bereut. Ich fühle mich sehr wohl. Für mein neues Dekolleté hat es sich gelohnt, meinen Bauch an eine andere Stelle zu platzieren. Seit dieser Zeit trage ich meine Blinddarmnarbe an meiner linken Brust. Das war auch für den Arzt eine besondere Herausforderung, wie er sie zu diesem Zeitpunkt noch nie erlebt hatte. Ich trage sehr gern Sachen mit einem Ausschnitt, das konnte ich ja all die Jahre nach der Diagnose nicht tragen.

Ich war immer der Meinung, glücklich zu sein, hatte aber offenbar vergessen, was es heißt, wirklich glücklich zu sein. Viele Bekannte und Freunde haben mir gesagt, dass ich seit dem völlig verändert bin. Ich gehe sehr offen mit meiner neuen Lebensqualität um. Mein Selbstbewusstsein ist sehr gestärkt und ich habe mehr Lebensfreude.

Heute ist es mir besonders wichtig, Neuerkrankte zu beraten und in ihrer schwierigen Zeit zu begleiten. Ich gehe sehr offen mit dem Thema um, nicht mehr so wie früher. Wir müssen uns nicht verstecken und wir haben keine Schuld an dieser Krankheit.

Meine Chance auf ein neues Leben habe ich optimal genutzt. In diesem Jahr ist meine Erkrankung 18 Jahre her (ich bin also »volljährig« gesund).

Ich bin seit 2010 Landesvorsitzende der *FSH nach Krebs Landesverband Berlin/Brandenburg e.V.* und mache diese ehrenamtliche Arbeit mit sehr viel Freude und Leidenschaft. Dank der Hilfe meines Mannes habe ich gelernt, mit und vor allem nach dem Krebs ein neues, ganz anderes Leben zu leben.

Es gibt Dinge in meinem Leben, die jetzt ganz anders laufen, weil sie für mich nicht so wichtig sind wie für andere. Ich kann mir Zeit für mich nehmen und muss nicht immer funktionieren.

Das Thema Liebe ist noch von besonderer Bedeutung für mich. Im Schlafzimmer kann jetzt wieder das Licht an bleiben. Mein Mann kann wieder zwei Brüste anfassen, das ist auch für ihn etwas Besonderes nach so langer Zeit. Er ist immer sehr behutsam mit mir umgegangen, hatte für alles Verständnis. Dafür bin ich ihm sehr dankbar.

Ich gehe sehr gern in die Sauna, keiner sieht mich mehr so komisch an und gleich wieder weg. Jetzt bin ich wieder eine vollwertige Frau.

Aber wichtig ist mir an dieser Stelle zu sagen: Ich habe diese Operation für mich gemacht und für keinen anderen. Jede Frau kann das nur für sich selber entscheiden.

Gesund werden ohne Druck

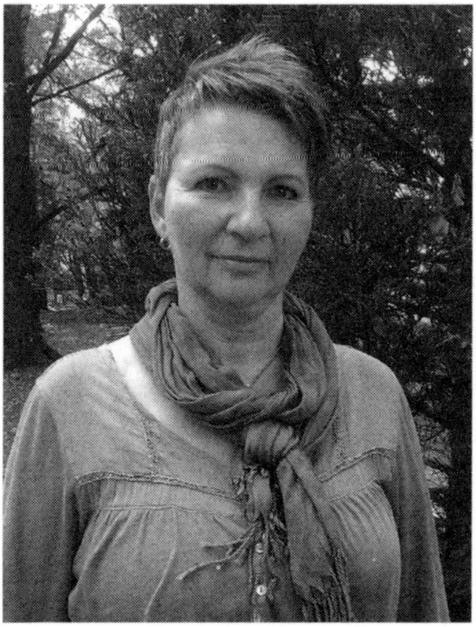

Renate Peterseil

Ich habe im Dezember 2012 meine Brustkrebsdiagnose erhalten und wurde im Jänner 2013 brusterhaltend operiert. Der Tumor war 4,5 cm groß, sehr aggressiv und schnell wachsend. Ich bekam vier Chemotherapien und 33 Bestrahlungen. Jetzt befinde ich mich im zweiten Jahr meiner fünfjährigen Antihormontherapie.

Vielleicht sollte ich noch etwas über mich persönlich erzählen: Ich bin 54 Jahre alt, lebe alleine und habe eine erwachsene Tochter und zwei Enkelkinder. Seit meiner Diagnose habe ich ständig das Gefühl, etwas ändern zu müssen, dies nicht mehr zu tun, das wegzulassen – von allen Seiten (Ärzten, Medien, Bekannten, Familie usw.) wird man mit »Ratschlägen« und Informationen versorgt, die einen zu Anfang total überfordern. Ich fühle mich sehr oft unter Druck gesetzt – man soll Bewegung machen, »richtig« essen – und fühle mich schlecht, wenn ich genau diese Dinge nicht so schaffe.

Natürlich ist diese Krankheit auch eine Chance, gewisse Dinge im Leben zu ändern. Ich habe zum Beispiel einen Freundeskreis aufgegeben, die langjährige Freundschaft mit einer Freundin beendet. Diese Frau hat mir absolut nicht gutgetan, ich habe es sehr spät, aber doch erkannt. Sie hat mir ständig erzählt, was sie alles machen würde an meiner Stelle, etwa mindestens zweimal in der Woche gedünsteten Fisch essen, nur mehr abgekochtes Wasser trinken, Gemüse und Obst essen und vieles mehr. Leider war ich in einer schlechten Verfassung und diese Aussagen haben mich total unter Druck gesetzt. Aber jetzt bin ich froh und stolz auf mich, diese Freundschaft beendet zu haben. Natürlich lebe ich jetzt auch bewusster, bin noch dankbarer für alles, aber mir ist schon auch wichtig zu sagen, dass es *nicht immer leicht ist!* Ich bin vielleicht ein etwas sorgenvoller und nachdenklicher Mensch, aber ich hatte manchmal echt das Gefühl, auch jetzt, in meiner Krankheit zu »versagen«. Man hört von so vielen Frauen, die ihr Leben total umgekrempelt haben, die jetzt dieses Hobby haben, ein neues Talent entdeckten, so viel Sport machen, vielleicht sogar einen Marathon laufen oder sonst irgendwelche großartigen Dinge auf die Füße gestellt haben. In solchen Situationen zieht es mich immer zusammen, ich habe dann das Gefühl, ich schaffe so etwas sicher nicht, bin ich jetzt ein weniger toller Krebspatient? Mich verunsichern solche Beispiele eher, als dass sie mich motivieren. Ich gehe meinen Weg, auch wenn dieser weniger spektakulär ist. Auch das ist ja so immens wichtig, sich nicht von anderen (Familie, Freunden, Ärzten etc.) beeinflussen zu lassen, sondern seinen eigenen Weg zu finden!

Vielleicht liegt es an meinem Charakter, aber ich glaube schon, dass es für viele Frauen nach der Diagnose nicht so leicht ist, auf einmal ihr Leben umzukrempeln. Manchmal empfinde ich es als Kampf, alles, was so nach der Operation passiert ist. Und manchmal, auch jetzt noch, fällt es schwer, den Alltag mit den Schmerzen (ständig tauchen neue Beschwerden auf) zu bewältigen, im Beruf noch meine Leistung zu bringen und mich mit den Gedächtnislücken abzufinden. Vielleicht fällt mir alles deswegen schwer, weil ich alleine lebe, also in keiner Partnerschaft bin. Ich muss sagen, dass das für mich ganz hart war und noch immer ist, dass niemand zu Hause wartet, etwa nach einem Arzt- oder Krankenhaustermin.

Man erlebt so viele Dinge und möchte sie ja gleich jemandem mitteilen. Also, keinen Menschen um mich zu haben, der immer für mich da ist, sich meine Sorgen anhört, mich in die Arme nimmt, das ist sehr, sehr schwer für mich. Meine Tochter kann leider nicht mit allem wirklich gut umgehen, sie verdrängt sehr viel und möchte mich viel lieber als die starke, toughe Mama sehen, die ich vorher war. Ich habe komischerweise keine einzige Frau bis jetzt getroffen, der es so ging wie mir, alle Frauen waren in Beziehungen.

Ich möchte noch auf einen wichtigen Punkt für wohl alle Betroffenen hinweisen und dazu ermutigen, bei Ärzten oder Krankenhäusern nicht einfach alles unhinterfragt hinzunehmen. Man befindet sich sowieso in einer Ausnahmesituation, begreift bei Gesprächen nicht alles sofort und sitzt dann zu Hause und das sogenannte Rad im Kopf läuft und läuft. Mir ist es wirklich oft so ergangen. Hätte ich zum Hörer gegriffen und noch einmal alles erfragt, was ich beim Gespräch nicht verstanden hatte, hätte ich mir so einige schlechte Tage erspart. Man will ja nicht lästig oder aufdringlich sein, aber wir haben das Recht dazu! Es geht um uns, unser Leben, unser Wohlbefinden! Wir haben alles Recht der Welt nachzufragen, nachzuhaken und vor allem auch mal »lästig« zu sein! Mich hat es zum Beispiel auch total geärgert, dass ich bei den Kontrollterminen auf der Onkologie immer zu verschiedenen Ärzten gekommen bin. Es ist doch viel besser, immer nur denselben Arzt zu haben, um auch ein Vertrauensverhältnis aufzubauen. Dass ich das aber verlangen kann, wurde mir nie gesagt, bis ich selbst einfach mal einen gewissen Arzt für meine Kontrollen verlangt habe, bei dem ich mich wohlfühle und der mir zuhört. Man muss lernen, sich auf die eigenen Füße zu stellen, vor allem, wenn man vorher nicht so veranlagt war.

Was ich aber auf alle Fälle noch sagen möchte: Mir Unterstützung bei der Krebshilfe zu holen war das Beste, was ich machen konnte! Ich hätte sie schon viel früher brauchen können. Auch der Beitritt zur Selbsthilfegruppe war enorm wichtig für mich. Es ist unglaublich, welcher Zusammenhalt sich in dieser Gruppe entwickelt hat, wie wir uns gegenseitig unterstützt haben, und ich weiß, wenn ich Hilfe brauchen würde, es wäre sofort jemand da für mich. Wir begleiten uns manchmal sogar gegenseitig bei Krankenhausterminen, und diese Frauen dort sind die Einzigen, die mich *wirklich* verstehen. Das macht es für mich etwas leichter, ansonsten müsste ich alles mit mir alleine ausmachen.

Die Freude, den eigenen Weg zu gehen

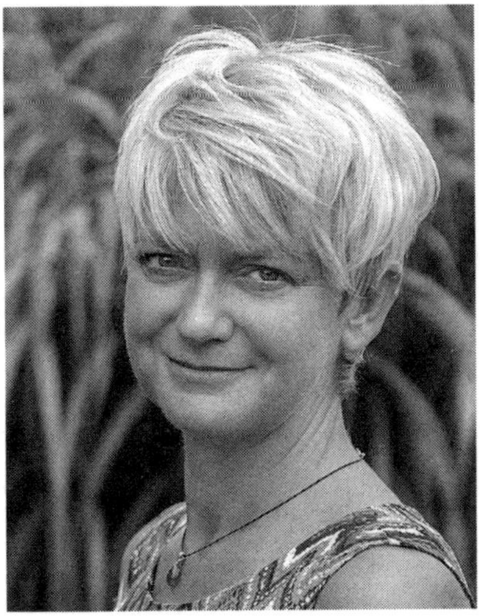

Sonja Kitzmüller

Im September 2011 hörte ich das, was sich keiner wünscht je zu hören: »Frau Kitzmüller, es tut uns leid, Sie haben Krebs. Sie haben einen Tumor im Schließmuskel sitzen. Nächste Woche beginnen wir mit der Behandlung. Die wird so ablaufen: In der ersten Woche bekommen Sie eine Dauer-Chemo (da hängen sie dir ein Kästchen um, das fünf Tage lang durchgehend die Flüssigkeit in dich hineinpumpt) plus zusätzliche Bestrahlung des Tumors. Drei Wochen dann tägliche Bestrahlung und zur Krönung noch einmal eine Woche mit Dauer-Chemo und Bestrahlung. Danach erholen Sie sich fünf Wochen und im Dezember werden wir dann operieren. Entfernung des Tumors plus des ganzen Mastdarms. Sie werden dann mit einem Seitenausgang, einem Stoma, leben. Eine weitere Chemo nach der OP werden Sie vorsichtshalber auch brauchen.«

Wie in Trance ließ ich alles mit mir machen. Ich machte mir Gedanken um meine Tochter, um meinen Sohn, um meinen Mann, um meine

Arbeit, um alles Mögliche, nur nicht um mich. Ich wollte mich nicht mit mir auseinandersetzen, denn sobald ich an mich dachte, kam die Angst: die Angst zu sterben, die Angst, dass mein Leben vorbei sei, das ganze Programm.

So vergingen die ersten Wochen, doch nach dem ersten Schock, als sich meine Starre zu lösen begann und mein Kopf wieder klare Gedanken fassen konnte, bekam ich Bücher und CDs geschenkt, über Themen wie die Kraft, sich selbst zu heilen, die Macht der Gedanken und Krankheit als Weg. In der Zeit vor der OP holte ich mir in Deutschland bei einem Heilpraktiker Aufbauspritzen mit Vitaminen und Spurenelementen, damit mein Immunsystem wieder auf die Höhe kam. Ich versuchte mich so gut wie möglich über das Stoma zu informieren und darüber, welche Veränderungen auf mich zukommen würden. Kurz gesagt, ich wurde aktiv, so gut es ging.

Am Abend vor der OP, ich weiß es noch genau, hatte ich eine Wahnsinnsangst. Am liebsten wäre ich davongelaufen, weit, weit weg. Die Operation verlief sehr gut, nur war ich danach nicht mehr dieselbe, denn die körperliche Veränderung war enorm und gewöhnungsbedürftig. Im Jänner 2012 begann dann die »Nach-Chemo«, acht Zyklen zu je 50 Stunden. Das heißt, ich musste jede zweite Woche für drei Tage ins Krankenhaus. Wenn alles nach Plan liefe, wäre ich Ende April fertig. Na gut, das geht doch, das schaffe ich auch noch, dachte ich. Nichts, aber auch gar nichts lief nach Plan. Mein Körper begann zu rebellieren. Nach den ersten 50 Stunden bekam ich eine vaginale Eiterfistel, da die innen liegende Narbe nicht verheilt war. Die Fistel behandelte man dann nach vielen erfolglosen Versuchen mit einer endoluminalen Vakuumtherapie. Übersetzt heißt das, es wurde mir unter Narkose ein Schwamm auf meine Wunde gelegt, der wurde unter Vakuum gesetzt und ein Schlauch pumpte mir den Eiter ab. Das Ganze wiederholten sie alle drei bis vier Tage sechsmal, beim siebenten Mal war ich ihn endlich los. Zu dieser Zeit erreichte ich meinen Tiefpunkt, da dachte ich mir, ich kann nicht mehr. In dieser Woche zerplatzte mein Traum, mit meiner Familie in den Semesterferien in den Skiurlaub zu fahren. Ich wollte diese Woche dazu nützen, mich mit frischer Luft aufzutanken, beim Spazieren ein wenig die Sonne und den Schnee genießen. An Skifahren dachte ich nicht, nur mal weg, weg aus meiner Stadt, vom Krankenhaus, einfach raus. Meine wirklich netten, bemühten Ärzte ließen meinen Traum platzen, an ein Verreisen war nicht zu denken. Aus der Traum, geplatzt die Blase! Meinen Mann und meine Tochter bat ich, sie möchten doch bitte in den Urlaub mit den Freunden und Verwandten fahren. Sie sollten doch wenigstens etwas Erholung und Normalität haben. Bis dahin hatte ich schon viele Tränen vergossen, viel mit dem Sinn des Lebens gehadert, viel Geduld bewiesen. Doch das war echt der tiefste Punkt in meinen Leben. Ich konnte mich nur in meinen vier Wänden bewegen und das nur mit viel Mühe, mein Sohn, meine Mutter und Schwiegermutter standen mir zur Seite. Ich war auf Hilfe angewiesen, wieder einmal. Meine Geduld mit mir selbst wurde auf die Probe gestellt. Ich hörte mir CDs und Vorträge an, versuchte zu verstehen, was das alles soll. Ich beschäftigte mich mit der Kraft der Farben, der Heilsteine, der Engel, ich war eine Suchende, denn ich wollte nicht mehr länger in diesem tiefen, finsteren Tal verweilen. Mein Mann Anton versprach mir, wenn das mit der Vakuumtherapie vorbei sei, fahre er mit mir in die Berge. Jetzt hatte ich ein neues Ziel, einen neuen Herzenswunsch und ich setzte alles daran, dass sich dieser erfüllte. Jeden Tag stellte ich mir vor, wie ich auf der Piste stehe, die Sonne scheint, der Himmel sein schönstes Blau zeigt und der Schnee wunderbar glitzert. Ich visualisierte meinen Wunsch. Als feststand, dass ich keine Vakuumtherapie mehr bekommen werde und ich noch Zeit zum Erholen hatte, bevor die Chemo wieder losging, buchte mein Mann für uns Urlaub in Obertauern. Was soll ich sagen, alles und noch mehr erfüllte sich. Nicht nur Schnee, Sonne und blauer Himmel, sondern ich stand auch auf den Skiern. Anton motivierte mich, es zu versuchen: »Und wenn es nur für ein- oder zweimal runterfahren ist, versuch es, du machst es doch so gerne.« Da stand ich nun ganz oben am Berg mit meiner neuen grünen Skijacke, die Sonne strahlte mit mir um die Wette, der Himmel zeigte sein schönstes Blau und der Schnee sein silbernes Glitzerkleid. Ich spürte die Kraft der Farben, die Energie von Mutter Erde und dem Universum.

Ich fuhr zuerst zaghaft, dachte, ich hätte doch keine Kraft in den Beinen, doch wir fuhren den ganzen Tag. Die ganzen drei Tage spürte ich, wie die Energie, die Lebensfreude zu mir zurückkehrten. Mit Rosa (so nenne ich meinen Seitenausgang) war es kein Problem, ich ging auch in die Sauna, ich machte das, worauf ich Lust hatte. Ich hörte auf mich, meinen Körper und mein Herz.

Ab diesem Zeitpunkt ging es mit mir mental Schritt für Schritt bergauf. Auch mein Körper wollte stark sein, aber mit jeder Chemo wurde er geschwächt. In der Zeit zwischen den Chemos ließ ich mich bis zu viermal akupunktieren, ich ging spazieren, alleine oder mit Begleitung, jeden Tag ein Stückchen.

Im Mai, zu meinem 41. Geburtstag, war noch kein Ende in Sicht. In mein Tagebuch schrieb ich:

Meine Gefühle fahren Achterbahn, ich könnte nur heulen, aber warum? Tu ich mir selbst so leid, weil nichts mehr ist, so wie es war? Habe ich Angst vor Veränderungen, die noch auf mich zukommen? Die Angst zu sterben ist heute sehr gegenwärtig, doch tief in meinem Herzen weiß ich, dass ich noch viele Jahre leben werde. Ich werde noch viele Geburtstage feiern, davon bin ich überzeugt. Ich wünsche mir selbst heute einen schönen Geburtstag, ich möchte ihn bewusst erleben, genießen und feiern.

Im Juni flog ich nach Lesbos und besuchte ein Seminar mit dem Titel »Heilen können wir uns nur selbst«. Dass diese Information bei den Ärzten im Krankenhaus nicht gut ankam, war mir egal. Bei vielen Schulmedizinern sind alternative Heilmethoden nicht so beliebt. Aber ich wollte für mich etwas tun, ich wollte nach allen Richtungen offen sein, mich neuen Denkweisen und anderen Sichtweisen öffnen.

Diese Zeit auf Lesbos war für mich und meine Seele das Beste, was ich machen konnte. In dieser Zeit begann nicht nur der Körper zu heilen, sondern auch meine Gedanken, meine Gefühle zu mir und über mich und mein bisher gelebtes Leben heilten. Ich schloss mit meiner Vergangenheit Frieden, hatte wunderbare Erlebnisse mit mir und lernte meine Gefühle zu fühlen. Seit dieser Zeit spreche ich mit meinem Körper, mit meinen Zellen, mit meinen Organen und mit meinen Gefühlen. Ich frage sie nach ihren Namen, schenke ihnen meine ganze Aufmerksamkeit und meine Liebe. Ich gab das Kämpfen gegen meine Krebszellen auf, ich erklärte ihnen, dass ich nicht mehr gegen sie kämpfen möchte, dass ich in Frieden mit ihnen leben möchte und dass meine Zellen sich wieder daran erinnern mögen, dass sie alles besitzen, um sich selbst zu heilen. Am Abend, wenn ich im Bett liege, bedanke ich mich für den Tag, lasse Erlebtes Revue passieren und bedanke mich bei meinen Körper, lege die Hände auf meinen Bauch und spüre, wie die Energie in mir fließt.

Am Morgen, wenn ich wach werde, heiße ich den neuen Tag willkommen, ich werde bewusst wach, bewege meine steifen Füße (eine kleine Nebenwirkung von der Chemo), frage mich, wofür ich heute aufstehe und was heute wieder Interessantes geschehen wird. Noch bevor ich aufstehe, absolviere ich ein paar Yogaübungen im Bett, schenke mir ein Lächeln und freue mich auf den neuen Tag.

Es war Samstag, der 14. Juli, 17:25 Uhr. Zu dieser Zeit ertönte das erlösende Piepsen. Nach 400 Stunden war ich endlich fertig mit der Chemo. Aus, vorbei. Ich weiß, ich hatte mich im Jänner aus Angst und fehlendem Glauben an mich selbst für die Chemo entschieden. Wenn ich heute noch einmal vor dieser Entscheidung stehen würde, meine Antwort wäre: »Nein, ich mache keine Chemo.« Warum? Das ist meine Sichtweise heute, weil mein Körper mir immer wieder gezeigt hat, dass er sie nicht braucht, dass sie nicht nötig ist, er hat sich gewehrt und aufgelehnt. Ich habe mich von der Angst, von den Meinungen der anderen leiten lassen. Rückblickend war diese ganze Zeit eine sehr wichtige Erfahrung für mich. Ich habe gelernt, für mich Verantwortung zu übernehmen, nicht zu allem Ja zu sagen, zu hinterfragen, auf meinen Körper zu hören und zu verstehen, was ich für ihn tun kann, damit es ihm besser geht. Selbst bin ich aktiv geworden und habe nicht wie ein Lemming das gemacht, was die anderen machen. Ich war eine Suchende, die sehr viel Neues fand. Bildlich gesprochen: Eine vom Austrocknen bedrohte Wiese bekam langsam Wasser, Licht und Sonne und konnte so wieder zu blühen beginnen. Das Leben kehrte auf diese Wiese zurück und sie begann in ihren schönsten Farben zu blühen und zu leuchten. Schritt für Schritt, langsam und beständig.

Doch es gibt Momente im Leben, da ist man nicht mutig, da hat man Angst, große Angst. Das darf auch so sein!

Beim ersten Kontrolltermin im Krankenhaus klopfte die Angst gewaltig an. Oh, wie ich diese Termine hasse. Ich musste aufpassen, dass ich vor lauter Nervosität nicht zu atmen vergaß und meinen Namen nennen konnte. Diese Anspannung im Körper und die vielen Gedanken, die mir da im Kopf kreisten, waren echt sensationell. Obwohl ich mir sicher war, dass alles okay war, geriet ich doch ins Wanken. Man hört den anderen so beim Erzählen zu und denkt sich nur: Wann kann ich hier wieder raus, bitte, bitte, nichts wie weg von hier.

Je mehr ich mich mit mir auseinandersetzte, mich mit dem Leben und dem Tod beschäftigte, umso leichter fiel es mir, zu den Terminen zu gehen. Den letzten Termin ließ ich verschieben, ich sagte meiner Ärztin: »Es geht mir gut, ich fühle mich gesund, ich möchte mir diese Anspannung in drei Monaten nicht wieder antun, das tut mir nicht gut. Ich komme in einem halben Jahr wieder.«

Ich fühle mich bei meinem Hausarzt, der sich Zeit für mich nimmt, der meine ganze Geschichte und auch mich kennt, sehr gut aufgehoben. Ich bin bereit, für spezielle Blutuntersuchungen, für alternative Heilmethoden und für energetische Behandlungen zu bezahlen, da die Krankenkasse dafür nicht zahlt, obwohl sie sehr oft billiger und genauso effektiv sind wie so manches Medikament. Es ist wichtig für mich und meine Gesundheit, und für mich mache ich alles, damit es mir gut geht.

An ein Zurück in meinen alten Beruf war nicht zu denken, ich war Filialleiterin einer Drogeriemarktkette, mein Körper war noch zu geschwächt. Ich konnte mir auch sonst nicht mehr vorstellen, in diesen Beruf zurückzukehren. Ich hatte die Arbeit gerne gemacht, es hatte mir Spaß und Freude bereitet, doch ich wollte nicht mehr zurück. Für mich hatte ein anderes Leben begonnen, ich war eine andere. Für zwei Jahre bekam ich Invaliditätspension. Mit meiner Pension konnte ich zu Beginn aber überhaupt nicht umgehen. Ich konnte es für mich nicht als Zeit zum Erholen sehen, nicht als geschenkte Zeit, um wieder ganz zu gesunden. Zu Beginn fühlte ich mich orientierungslos, ich wusste nicht, wie es jetzt weitergeht. Ich habe immer gearbeitet, war immer am Schaffen und Tun, und jetzt: nichts, nur Pensionistin, Hausfrau, wie auch immer. Dieser Gedanke gefiel mir gar nicht. Eines Tages, als ich wieder mal nicht so gut drauf war, sagte eine sehr gute Freundin zu mir: »Was willst du? Du hast Zeit geschenkt bekommen, du kannst tun, wozu du Lust und Laune hast, nütze diese Zeit für dich, mach, was dir Spaß macht, was du schon immer machen wolltest.« Das brachte mich zum Umdenken und ich begann das zu tun, worauf ich Lust hatte. Für die erste Wintersaison kaufte ich mir eine Saisonkarte und ging so viel Skifahren, wie es nur ging. Ich genoss den Luxus, unter der Woche auf der Piste zu sein. Die klare, frische Luft, der Schnee, den ich liebe. Der Kopf wurde frei und ich konnte mir Gedanken machen, was ich noch gerne machen würde, was mein Herz zum Singen bringt. Ich brauchte nicht lange zu überlegen, da gab es etwas, das wäre genial, etwas, das ich unbedingt machen wollte. Ich ließ mir die Unterlagen schicken, verfasste meine Bewerbung und schicke sie ab. Als der Brief mit der Antwort kam, war ich leicht, ganz leicht nervös. Doch ich war angenommen, ich konnte die Ausbildung zur Transformations-Therapeutin nach Robert Betz (Psychologe und erfolgreicher Autor) beginnen. Diese Zeit war für mich sehr, sehr wichtig. Ich beschäftigte mich schon eine Zeit lang mit mir, doch diese Ausbildung half mir, das Gelesene auch mit meinem Herzen zu verstehen und umzusetzen. Das Leben hat mir ein Stoppschild geschickt, mich gerüttelt und geschüttelt, mich ganz tief nach unten gezogen, um mich gestärkt, gefestigt, mit neuen Aspekten, mit neuen Sichtweisen und Erfahrungen daraus hervortreten zu lassen. Ich bin eine Frau, die offen für Neues ist, voller Ideen und voller Tatendrang. Ich möchte Menschen mit meiner Lebensfreude anstecken, sie begeistern, sie inspirieren und ihnen zeigen, dass sie alles in sich haben, um dies zu erreichen.

Mit meinem Stoma Rosa gehe ich ganz offen um. Ich trage im Sommer einen Bikini, gehe in die Sauna, mache Yoga und Zumba, gehe wandern und skifahren. Rosa und ich lassen uns durch nichts einschränken. Ich sehe es in den Gesichtern der Menschen – sie wissen oft nicht, wie sie darauf reagieren sollen. Manch einer hat mich schon darauf angesprochen, wusste nicht, was ich da habe, und so kam ich mit Menschen ins Gespräch. Ich möchte zeigen, dass es, auch wenn man eine Behinderung hat, auch wenn man anders ist, an einem selbst liegt, was man daraus macht. Dass man den Mut aufbringen und sein Leben mit Freude, Dankbarkeit und Liebe leben kann.

Heute, drei Jahre nach meiner Diagnose, möchte ich keine Erfahrung missen; statt Hektik und Trubel habe ich erfahren, was Ruhe ist; statt machen, schaffen, tun weiß ich nun, wie schön es ist, nichts zu tun. Statt immer stark zu sein, darf ich jetzt auch schwach sein und Hilfe annehmen. Ich habe erfahren, dass alles im Leben Ausgleich braucht, dass ich darauf achten soll, in meiner Mitte zu sein und liebevoll mit mir selbst umzugehen. Dass es ein Geschenk ist zu leben und dass ich mich jeden Tag *neu* entscheiden kann, wie ich es lebe und was ich daraus mache. Ich freue mich darauf, meinen Weg weiter zu gehen und meine Visionen umzusetzen. Schritt für Schritt folge ich meinem persönlichen Weg.

Die Blume meines Lebens

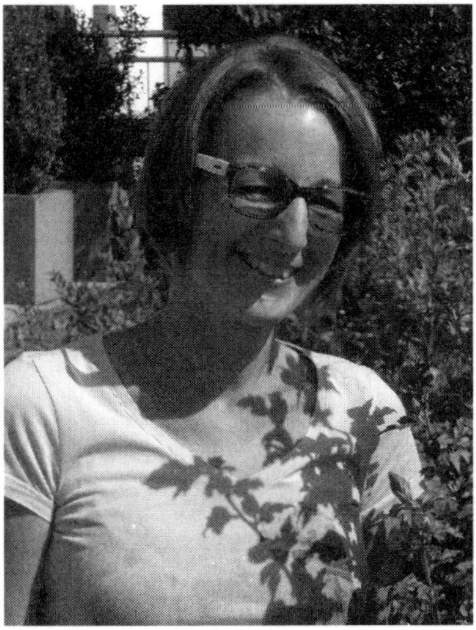

Angelika Kastner

Chancen im Leben – die stehen mir mit Recht zu und nicht nur mir, sondern jedem, dem sein Leben Wege aufzeigt, die er/sie wählen und gehen kann. Vor zehn Jahren, im September 2004, habe ich die Diagnose Brustkrebs erhalten – meine Söhne waren damals sieben und fünf Jahre alt.

Mein Mann und ich sind gemeinsam den Weg gegangen und haben die Krise als Chance genutzt. Unsere Söhne sind durch diesen Prozess gereift, unser Leben hat sich verändert. Wir waren vor der Diagnose zufrieden und sind es auch heute.

Was hat sich nun geändert?

Ich stehe mitten im Leben, bin geerdet, kann zurückblicken und kann »Ja« sagen zu dem, was Geschichte ist. Ich kann nach vorne sehen, die Wege betrachten und die vielen Möglichkeiten bzw. Chancen in meinem Leben nutzen. Ich darf über meinen Lebensweg entscheiden mit dem Bewusstsein, dass ich nicht weiß, wohin er mich führt.

Mit Zuversicht und Freude gehe ich durchs Leben.

»Das ist meine Freude,
dass ich mich zu Gott halte
und meine Zuversicht setze
auf Gott den Herrn«
Psalm 73,8

Dieser Bibelspruch begleitet mich seit meinem 14. Lebensjahr. Bereits vor meiner Diagnose war ich voller Lebensfreude, teilte mit, was mir Spaß bereitete und gab zum Ausdruck, wenn ich Ärger verspürte – und trotzdem erfuhr ich auf meinem Heilungsweg, dass meine Bedürfnisse zu kurz gekommen waren.

Wie das?

Von außen schätzte man mich als selbstbewusst ein, doch in meinem Inneren gab es da einen Lebensfaden mit dem »schlechten Gewissen«, der viel zu arbeiten hatte, nicht wusste, wohin, und sich so in meiner linken Brust zu mehreren Knoten verfestigte.

In meinem gestrickten Lebensmuster war ein Knoten, der hässlich war und der mir mitteilte, dass mein Leben in Gefahr war. Ich hatte die Wahl wegzusehen oder hinzusehen, um ein neues Muster zu stricken.

Alleine schaffte ich das nicht, meine Energie war aufgebraucht und für mich war klar, dass ich der Schulmedizin Vertrauen schenken und dass ich zum Heilungsprozess beitragen werde. Mithilfe von Alois Saurugg (Theologe und Psychotherapeut), Karin Hofstetter (Psychotherapeutin) und vielen lieben Menschen, die ich nicht alle beim Namen nennen kann, gelang es mir, meine Lebensgeschichte, mein Lebensmuster anzusehen und neu zu stricken.

Viele Tränen habe ich vergossen, viele Situationen gab es, in denen ich glaubte, am Ende zu sein und in denen ich keinen Ausweg fand, verzweifelte und meinen Glauben an mich, an Gott und die Welt verlor. Gott sei Dank fand ich immer wieder meine Lebensfreude und meine Zuversicht und stellte mich den Tatsachen.

In diesen Situationen wäre es so einfach gewesen, andere für mein Schicksal zu beschuldigen, aber ich kam zu der Erkenntnis, dass das nichts an meinem Leben verändert.

Mein Glaube an mich – das ist der Beginn des inneren Friedens und der Zufriedenheit. Um an mich glauben zu können, brauche ich Selbstvertrauen und Selbstbewusstsein und das gibt es nirgends zu kaufen, hat aber einen ganz besonderen Wert: die Wertschätzung. Denn jeder Einzelne von uns ist gewollt und geliebt auf dieser Welt und um mich selbst lieben zu können, ist es notwendig, zu mir »Ja« sagen zu können.

Ich zweifelte so oft an mir und diese Zweifel holen mich auch immer wieder ein, nur dass ich heute besser mit ihnen umgehen kann. Ich sah meine Schwächen und da ich den Blick ganz auf meine Schwachstellen richtete, übersah ich meine Stärken. Im Inneren keimte aber mein Selbstvertrauen, mein Licht der Wertschätzung, und ich bin überzeugt davon, dass jeder von uns den Keim des Selbstvertrauens und der Wertschätzung in sich trägt. Er muss entdeckt und liebevoll gepflegt werden.

Diese Entdeckungsreise war für mich sehr spannend und es war ein einmaliges Erlebnis, als der erste Trieb meiner eigenen Wertschätzung zu sprießen begann.

Es war auf dem ersten Heilseminar bei Alois Saurugg. In einem von mir gemalten Bild war zu sehen, dass meine Bedürfnisse zu kurz kamen und im weiteren Verlauf machte ich die schmerzhafte und zugleich heilsame Erfahrung, dass ich, um gesund zu werden und zu bleiben, lernen musste, »Nein« zu sagen, und dass mir das schwerer fiel, als ich es mir zugetraut hatte.

Als ich diese Erkenntnis in meinem Inneren spürte, war es mir wichtig, mein Bild zu verändern, und ich nahm eine rote Ölkreide und malte unüberlegt mit Vergnügen einfach darauf los – Hauptsache das Bild bekommt einen anderen Ausdruck. Als es fertiggestellt war, hatten die roten Linien die Form eines Herzens mit ihren Gefäßen, die uns versorgen. Alois betrachtete das Bild und teilte mir mit, dass mein Bild nun ein Herz mit einer Lebenslinie hatte. Das war für mich sehr berührend und ich wusste, ich werde gesund, werde leben und bleibe dieser Lebenslinie treu.

Treu bin ich ihr bis heute geblieben. Tatsache ist, dass sie manchmal stark durchblutet ist und manchmal an Sauerstoffmangel leidet, nämlich dann, wenn mir die Luft ausgeht. Aber ich kann heute damit umgehen und vor allem bin ich wachsam, wenn ich antriebs- und energielos bin. Ich möchte ja mein Pflänzchen, das zu einer Blume geworden ist, nicht verlieren, denn die Blume der Wertschätzung hat Samen bekommen – ganz viele – und diese darf ich weiterschenken, an meine Kinder und in den täglichen Begegnungen, denn wenn ich mich selbst schätze, ist mir ein wertschätzender Umgang mit meinen Mitmenschen möglich und der Anfang zu Kommunikation gegeben.

Heute geht es mir gut mit meiner wertvollen inneren Blume, auch wenn sie täglich aufs Neue gepflegt werden muss. Wenn mein Gang gebückt ist, weil mein Körper überfüllt ist mit Verantwortung, die ich trage, so wird auch die Blume welk und ich bin aufgefordert, an meiner Haltung zu arbeiten.

Die Verantwortung, die ich in meinem Leben trage, bestimme ich selbst.

Es ist mir selbst überlassen, was und wie viel ich mit mir mitschleppe, was ich abgebe und was ich mir behalte. Das Familiensystem setzt sich aus vielen Familienmitgliedern zusammen, der Ursprungsfamilie und der Gegenwartsfamilie, und in diesem großen System ist es wichtig, meinen Platz zu finden, um zu wissen, welche Verantwortung ich zu tragen habe.

Bei meiner Familienrekonstruktion während der Therapie hatte ich einen Stammbaum zu zeichnen und der sagte schon viel über mich aus. Das heilsame Familiensystem funktioniert, indem ich von den Vorfahren, den Urgroßeltern, Großeltern und Eltern empfangen darf und diese Schätze an meine Kinder und Kindeskinder weitergeben kann. Der Strom des Flusses fließt von oben nach unten. In meinem Stammbaum, den ich liebevoll mit Fotos gestaltet habe, stand ich ganz oben und blickte auf die gesamte Familie. Ich fühlte mich für alle und alles verantwortlich, ohne es zu wissen. Ich habe gelernt, Verantwortung abzugeben. Das war und ist nicht immer leicht.

Ich dachte, ich bin nicht zu ersetzen. Das ist auch richtig, mich gibt es kein zweites Mal, aber für Arbeit, die zu erledigen ist, oder die Verantwortung, die zu tragen ist, brauche ich mich nicht immer zuständig fühlen. Ich war und bin in meinem Leben ehrenamtlich aktiv. Der Unterschied zwischen früher und heute ist, dass ich Ehrenamtliches erledige, weil es für mich eine Herzensarbeit ist und nicht, um Anerkennung zu bekommen. Wem tut es nicht gut, gelobt und geschätzt zu werden? Dann schleicht es sich ein, dass es zur Selbstverständlichkeit wird, und sind wir uns ehrlich, es ist nie genug, was wir tun und was wir leisten. Es hat ja auch etwas Zielführendes, wenn wir nach mehr streben. Wichtig dabei ist, auf meine innere Stimme zu hören und darauf zu achten, ob ich das noch will und leisten kann, oder ob ich es mache, um einen guten Platz und einen guten Ruf in der Gesellschaft zu haben.

Ich habe es vor meiner Krankheit offensichtlich aus dem Inneren heraus nicht geschafft abzugeben. Ich habe mich darüber geärgert, wenn ich alles machen musste, und dabei übersehen, dass mein Gegenüber gar keine Möglichkeit, keine Chance hatte anzupacken, um ein Stück Verantwortung in seinen Rucksack zu stecken.

Eine Stärke von mir ist die Sensibilität für Mitmenschen. Ich sehe und fühle oft, wenn jemand Hilfe benötigt. Ich stand früher schnell zur Seite und gab nicht Hilfe zur Selbsthilfe, sondern nahm mir sein Gepäck und lud es auf meine Schultern. Heute gehe ich anders damit um. Wenn heute etwas zu erledigen ist, sei es in der Familie oder in der Arbeit, stürze ich mich nicht gleich darauf und sage: »Ja, das kann ich übernehmen.« Ich warte erst einmal ab, ob jemand etwas übernimmt, und wenn nicht, melde ich mich immer noch nicht zu Wort mit einem »ich kann es machen«, sondern überlege mir im Vorfeld, ob ich dieser Aufgabe gewachsen bin und dieses Stück Last auch tragen kann.

Natürlich kommt es im Leben vor, dass ich eine Unordnung an Dingen vorfinde, die noch keinen Platz haben und zu erledigen sind, aber manchmal ist es notwendig, diese Hindernisse liegen zu lassen, bis sie so groß werden, dass sie auch von anderen gesichtet werden. Ich bin nicht dazu geboren, alles aufzuräumen.

In Ritualen habe ich gelernt, Geschichten und Sorgen abzugeben, die nicht zu mir gehören, und in meiner Arbeit als Diplomlebensberaterin wende ich auch unterschiedliche Methoden an, damit der Klient/die Klientin seinen/ihren Platz findet, um Orientierung für seinen/ihren Lebensweg zu bekommen.

Vor lauter Wege kann es sein, dass ich die Orientierung verliere und es mir schwer fällt, Entscheidungen zu treffen.

Das Leben ist für mich eine Landschaft mit Wald, Blumen, Wegweisern, Irrwegen, Umwegen. Je nachdem in welche Richtung ich blicke, sehe ich das Schöne, Blühende, die Farben, oder ich erkenne nur Vertrocknetes, Unkraut und Steine, über die ich stolpere. Abhängig von meiner Laune kann für mich die Landschaft mit ihren Wegen bereichernd oder ärgerlich sein, wenn sich auch vom Optischen nichts verändert hat.

Schon vor meiner Diagnose hatte ich den Blick für das Positive, ich ging meine Wege, weil sie mir vielleicht jemand empfohlen hatte oder weil die Masse es für gut fand. Es ging mir gut dabei und ich musste mich nicht quälen mit Entscheidungen. Manche Entscheidungen habe ich vielleicht getroffen, weil ich mir und anderen etwas beweisen wollte. Wenn unterwegs etwas schiefging, so war ich wütend, aufbrausend. Ich stellte mich aber nicht dem Unangenehmen. Nachdem ich mir meinen Zorn von der Seele gesprochen hatte, gelang es mir leichter, wieder den Blick auf das Positive zu lenken. Es war und ist für mich ein großes Geschenk, dass ich das Gute immer wieder sehe, und ich bin dafür sehr dankbar. Ich machte auch die Erfahrung, dass es meinem Umfeld nicht unbedingt angenehm ist, wenn ich meinem Temperament Luft mache, und im jungen Erwachsenenalter wurde ich immer disziplinierter. Dadurch habe ich meine Persönlichkeit nicht zur Gänze leben lassen. Ich habe mich angepasst und dem Zorn zu wenig Raum gelassen. Heute weiß ich, dass es wichtig ist, seiner Persönlichkeit Raum zu geben, um den Weg der Erleichterung gehen zu können. Natürlich ist es mir dabei wichtig, niemanden zu verletzten und zu kränken. Ich habe daher Möglichkeiten gefunden, um ganz bei mir zu sein. Ich gehe laufen, singe leidenschaftlich gerne, lese und suche mir einen Platz, an dem ich ganz alleine sein kann.

Wenn mir heute Unangenehmes widerfährt, so betrachte ich es und entscheide, ob es zu mir gehört oder ob ich es abgeben kann. Das kann eine aggressive Meldung im Geschäft sein oder weil ich vielleicht mein Auto zu nahe an ein anderes geparkt habe. Da gibt es viele Beispiele, aber ich nehme sie mir nicht mehr so zu Herzen, vor allem wenn ich weiß: Das hat nichts mit mir zu tun.

Vor allem habe ich die Erfahrung gemacht, wie bereichernd das Leben ist, wenn ich Entscheidungen treffe und mich nicht davor drücke. Ich überlege mir konkret die Möglichkeiten, die mir offenstehen, stelle mir vor, wie sich wohl dieser oder jener »Lebensweg« gehen lässt, schenke mir Zeit bei meiner Entscheidung und überstürze nichts. Wenn ich mir dann gut zugehört habe und überzeugt bin, den von mir gewählten Weg gehen zu wollen, bin ich bestrebt, dazu zu stehen und mich nicht verunsichern zu lassen. Ich höre mir die kritischen Stimmen an und gehe damit behutsam um. Ich bin dankbar für meine Wegbegleiter und Wegbegleiterinnen, die mir zur Seite stehen. Ich bin dankbar für herzliche Begegnungen. Heute bin ich versöhnt mit mir und meiner Geschichte, die mir unangenehm war. Es ist ein wohltuendes Gefühl, dass ich meinen inneren Frieden und das Vergeben gefunden habe – und das mitten im Leben.

Beschenkt fühle ich mich mit meinen Ausbildungen, die ich machen durfte, und dass ich die Möglichkeit habe, mit meinen Erfahrungen und dem Gelernten anderen Menschen eine Stütze, eine Begleiterin zu sein. Denn es ist ein wunderbares Gefühl, sich zu suchen, zu finden und das Leben zu genießen, mit seinen Höhen und Tiefen. Es tut gut, sich Unterstützung zu holen, wenn man sie benötigt, und nicht zu warten, bis einen die Krankheit einholt. Zeit dürfen wir uns immer schenken, um unseren Wert zu erkennen. Begeben Sie sich auf Ihre individuelle Schatzsuche, es zahlt sich aus.

Wenn Sie meine Unterstützung brauchen, bin ich gerne für Sie da.

Vom Wir zum Ich

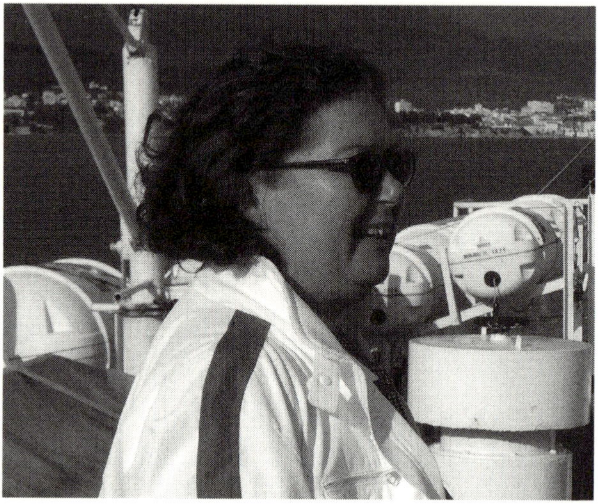

Edith Prein

Ich bin 52 Jahre alt, seit 24 Jahren mit Joseph verheiratet und habe zwei Kinder, Max ist 23 Jahre und Marie 21 Jahre alt.

Wir waren Besitzer und Betreiber eines Hotels in der Südsteiermark, als ich wegen extremer Kopfschmerzen nicht mehr arbeiten konnte. Es war Anfang Herbst 2012, ein Samstag, als ich die Diagnose mit den Worten »Sie haben einen Tumor im Kopf, er ist 4 mal 3,5 cm groß« verkündet bekam. Ich hatte das Gefühl, jemand schlägt mir ein Brett vor den Kopf. Es war ein riesiger Schock. Die nächsten zwei Wochen vergingen wie im Nebel, ich kann mich gar nicht genau erinnern, was da passierte.

Mein Bruder, ein Chirurg, stellte Kontakte zur Neurochirurgie in Graz her. Sehr schnell, ich glaube, es waren vier oder fünf Wochen nach der ersten Untersuchung, wurde ich am 27. Dezember 2012 operiert. In der OP-Besprechung mit meiner Freundin, einer Neurochirurgin, erfuhr ich noch, dass der Tumor an der Hirnarterie hing und auch der Schädelknochen angegriffen war. Es würde nur ein Teil des Tumors entfernt werden, falls es Probleme während der OP gäbe.

Dann kam ein Moment, den ich in meinem Leben nicht mehr vergessen werde: Nach der OP bin ich in der Intensivstation aufgewacht und »mein Chirurg« stand vor meinem Bett. Er lächelte und sagte: »Es ist alles gut, ich habe den ganzen Tumor entfernt.« Unbeschreiblich ist das Gefühl, das dieser Satz in mir auslöste.

Ich lag circa zwei Wochen im Krankenhaus, da es noch Komplikationen gab. Als ich nach Hause kam, war tiefster Winter, es gab viel Schnee und ich bewegte mich äußerst unsicher auf meinen Beinen. Mein Gleichgewicht war gestört – ich bin ja zwei Wochen nur im Bett gelegen. Doch ich hatte ein wichtiges Ziel: den Maturaball meiner Tochter am 1. Februar 2013 in Bad Ischl. Ich trainierte im Wohnzimmer, drehte eine Runde nach der anderen, um möglichst sicher gehen zu können und meine Muskeln wieder zu aktivieren. Ich habe es geschafft und war am Maturaball meiner Tochter.

Wir hatten in der Zwischenzeit unser Hotel verkauft und planten unseren Umzug nach Graz. Alle diese Dinge musste mein Mann alleine bewältigen, denn ich war mit mir selbst beschäftigt. Das war, wie wir inzwischen alle festgestellt haben, eine Folgeerscheinung, ich war wesentlich egoistischer und schaute zuerst einmal auf mich.

Dann begann die Strahlentherapie, eine fürchterliche Zeit. Jeden Tag in eine Plastikmaske eingespannt, in einem dunklen, lauten Raum unter einer Maschine liegen. Heute noch kann ich zum Beispiel nicht ins Kino gehen, da ich ein Trauma habe. Enge, dunkle, laute Räume versetzen mich in Panik. Ich steige auch in keinen vollen Bus ein. Mitten in der Strahlentherapie sind wir von der Südsteiermark nach Graz gezogen. Für mich bedeutete das ein Stück Freiheit und Selbstständigkeit. Ich brauchte kein Auto (ich sollte nicht Auto fahren), um einzukaufen oder mich mit jemandem zu treffen. Auch meine Familie lebt in Graz und zu dieser Zeit bekam mein Vater die Diagnose Lungenkrebs. Ich war nicht so geschockt wie der Rest der Familie, ich war immer noch sehr mit mir selbst beschäftigt.

Die nächste Station war die Reha in Bad Radkersburg. Vier Wochen alleine – ich war, seit mein Mann und ich zusammen sind, noch nie so lange von ihm getrennt. Es war furchtbar. In der ersten Woche erfuhr ich von all den Defiziten, die durch die OP entstanden waren. Ich lernte mein Gehirn zu trainieren, um die Konzentration und die Merkfähigkeit wieder ganz herzustellen. Da ich zu Hause weitertrainierte, hat sich alles »normalisiert«.

Im September 2013 hatte ich mein erstes Kontroll-MRT und einen Termin auf der Neurochirurgie. Ich war sehr nervös und es kamen immer wieder Gedanken wie: »Was ist, wenn wieder etwas gewachsen ist? Finden sie wieder etwas?« Ich hatte zu dieser Zeit eine Psychologin, da auch mein Alptraum wieder gekommen war.

Von meinem immer wiederkehrenden Alptraum habe ich noch gar nicht erzählt. Es fing vor der OP an und hörte einige Zeit danach erst einmal wieder auf. Ich träumte, dass ich aufwache und mein Körper wie in Beton gegossen ist, ich konnte mich nicht bewegen. Ich konnte nicht kommunizieren, sah alles und hörte alles. Wenn ich aus diesem Traum aufwachte, war mein Körper zuerst wirklich ganz steif.

Für das Umfeld ist es schwer zu verstehen, warum man vor der Kontrolle Angst hat, es gab ja keine Anzeichen für einen neuerlichen Tumor. Trotzdem hatte ich unheimlichen Stress und Sätze wie: »Du weißt ja, dass nix ist!« helfen einem nicht wirklich.

Zu dieser Zeit wurde mir immer mehr bewusst, wie sehr ich mich verändert hatte. Ich hatte und habe keine Lust mehr, mich mit ewig »raunzenden«, negativen Menschen zu unterhalten. Sie klauen mir meine Lebenszeit und Energie. Auch mein Mann sagte mir immer öfter: »Du bist ein ganz schöner Egoist geworden!« Ich mache generell keine Dinge mehr, die ich nicht will. Früher habe ich auch oft einmal »Nein« gesagt, aber dann doch nachgegeben. Das gibt es nicht mehr. Mein Mann, der wichtigste Begleiter in dieser Zeit, war und ist sicher am meisten betroffen von meiner neuen Einstellung. Wir haben 15 Jahre lang zusammengelebt und gearbeitet, 24 Stunden täglich waren wir zusammen. Es gab nur »wir«. Jetzt kam für mich aber zuerst »ich« und dann »wir«. Ich hatte und habe das Bedürfnis, Zeit nur für mich zu haben, und habe auch begonnen, Dinge nur für mich zu tun. Ich habe Anfang 2014 den Computerführerschein gemacht, vor allem um mir zu beweisen, dass ich es kann. Es war anstrengend, aber es hat mir gutgetan.

Ich habe eine Ausbildung zur Bachblütentherapeutin begonnen, die ich demnächst abschließe. Ich traf irgendwann nach meiner Behandlung eine Bekannte aus Kindertagen, eine Ärztin und Alternativmedizinerin. Sie hat mich gleich gefragt, was mit mir los sei, und bald darauf war ich bei ihr zur Behandlung. Ich habe von ihr Bachblüten und homöopathische Medikamente bekommen, wir haben meine Narbe behandelt, es waren tolle Erfahrungen. Dazu muss ich anmerken, dass ich mich schon vor 30 Jahren erstmals mit dem Thema Alternativmedizin beschäftigt habe, dann aber ganz andere berufliche Herausforderungen auf mich zugekommen sind und ich jetzt erkannt habe, dass mir diese Dinge nicht nur selbst helfen, sondern dass ich sie auch weitergeben möchte. Ich beschäftige mich jetzt sehr intensiv mit Bachblüten, Schüßler-Salzen, Ernährung usw.

Meine Einstellung zum Leben und meine Prioritäten haben sich sehr verändert. Ich rege mich über viele Dinge nicht mehr auf, es ist nicht so furchtbar, wenn ein Glas zerbricht oder ein Auto eine Beule bekommt. Das kann man alles reparieren oder schlimmstenfalls nachkaufen. Bei unserem Körper ist das etwas anderes, da kann man nicht alles reparieren und da ist es dann wichtig, all seine Energien auf sich selbst zu konzentrieren. Manchmal reagieren Familienmitglieder oder Freunde sehr erstaunt, wenn ich mich über »Alltagsproblemchen« nicht mehr aufrege. Materielle Dinge sind nicht mehr so wichtig, dafür schätze ich die Zeit, die ich mit meiner Familie und mit meinen Freunden verbringe, wobei es nicht um die Quantität geht, sondern um die Qualität.

Da mittlerweile auch der Punkt gekommen ist, an dem ich mit Familie und Freunden eigentlich nicht mehr über meine Krankheit sprechen möchte, habe ich eine Selbsthilfegruppe gesucht. Mit anderen Betroffenen spricht es sich leichter und die können zum Beispiel nachvollziehen, welchen Stress man vor den Kontrollterminen hat. Da es in Österreich im Bereich Hirntumor allerdings nur eine Selbsthilfegruppe in Wien gibt, habe ich beschlossen, jetzt auch eine Gruppe in Graz ins Leben zu rufen.

Beginn ohne Ende

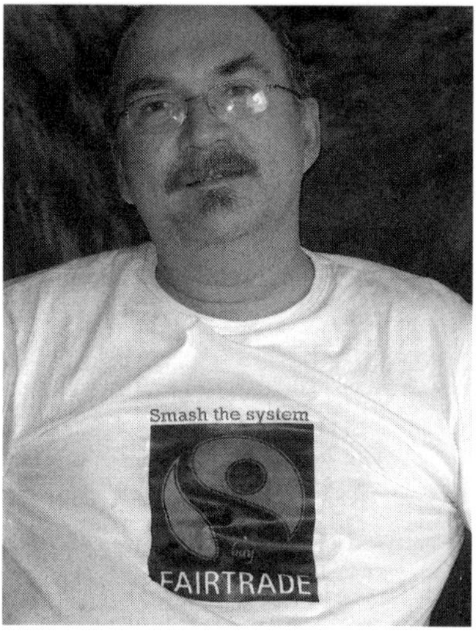

Peter Auer

Wann beginnt etwas zu enden, wann endet etwas Begonnenes?

Wann fängt eine Erkenntnis an, wann endet diese?

Entsteht ein Bild durch die Idee oder mit dem ersten Pinselstrich?

Nach der Diagnose Darmkrebs im Jahr 2005 hatte ich das Gefühl, dass mir meine Zukunft gestohlen worden war. Alles Geplante, Erdachte, Erhoffte zerplatzte einer Seifenblase gleich im Nirgendwo von Krankenhausgängen und Arztpraxen.

Einige Jahre später erkannte ich aber, dass mir nicht die Zukunft gestohlen, sondern das Jetzt geschenkt worden war. Tief in mir erkannte ich, dass das Leben endlich ist. Gewusst hat es der Kopf schon immer, aber plötzlich erkannte ich es als Gesamtheit.

Egal wie man es nennen mag. Herz? Seele? Es schuf ein Hier und Jetzt, bunter und klarer als jemals zuvor.

Was mich wie und wann zu meinem jetzigen Sein führte, ist wahrscheinlich nicht wirklich zu beantworten. Nach der Behandlung kam es zu Trennung und Scheidung. Die Krankheit besiegt, aber am Leben gescheitert?

Eine neue Leere und neue Ängste manifestierten sich. Mein Stoma (Seitenausgang) ließ mich kaum mehr das Haus verlassen. Die Gedanken kreisten rund um all die Peinlichkeiten und Furchtbarkeiten, die passieren könnten.

Mit 44 Jahren zur Einsamkeit verdammt? Körperliche Nähe, Zärtlichkeit? Wer? Mit mir? Mir, dem ein Säckchen am Bauch klebt, um meinen Darminhalt zu sammeln?

Und wieder viele Tränen. Damals.

Alleine konnte ich diese Gefühle und Ängste nicht mehr bewältigen. Ich brauchte Hilfe.

Ich suchte und fand sie. Und ich nahm diese Hilfen an.

Die Beratungsgespräche bei der Krebshilfe waren eine elementare Basis, um zu erkennen, dass ich nicht gescheitert war, sondern dass ich selbst das neue Jetzt gestalten konnte und durfte.

Langsam, Schritt für Schritt konnte ich mich wieder als denjenigen annehmen, der ich bin.

Neue Menschen traten in mein Leben, neue Freundschaften entstanden, Wahrnehmungen intensivierten sich, vor allem die positiven.

Neue Erfahrungen schufen neue Kräfte und es entstand etwas, was man wahrscheinlich am besten als »Spiritualität« bezeichnet.

Vielleicht ist es für manche Menschen befremdend, dass es gerade das Angebot der Behindertensexualbegleitung war, das meine Spiritualität erwachen ließ.

Speziell ausgebildete Begleiterinnen und Begleiter bieten Menschen mit Einschränkungen durch behutsame Nähe, Massagen und erotische Berührungen an, ihren Körper einmal ganz »anders« zu spüren, Sexualität zu entdecken. Oder wiederzufinden!

Nämlich auch diesen Anteil von Selbstwert wiederzufinden; sich selbst eingestehen zu dürfen, diesen Wunsch, diese Sehnsucht zu haben und sich weder dafür schämen, noch Angst davor haben zu müssen.

Ich traf dort auf ein schon fast vergessenes Ich. Mein eigentlich schon immer da gewesener Hang für die Philosophien Indiens, vor allem für den Buddhismus.

Ich lernte das »tantrische Bewusstsein« kennen, getragen von Offenheit, Wertschätzung und tiefem Respekt. Es wurde wesentlich mehr berührt als nur mein Körper.

> »*An dem Tag, als er den Tempel betrat, begann die Welt ein anderes Licht zu empfangen, die Schatten sah er nicht mehr als einfach nur schwarz, sondern erkannte, dass es nur Farbvariationen waren der Dinge, auf die der Schatten fiel.*
> *Die Euphorie, die er empfand, die Wärme, das Zittern seiner Beine – war es das Herz oder doch die Seele?*
> *Und der Duft, der sich in seinen Kleidern fand.*
> *Es war ihm ein Rätsel.*«

So notierte ich diese Erfahrung in einem meiner Notizbücher.

Und eines Tages merkte ich, dass mir eigentlich kaum etwas wirklich Schlimmes passierte. Die Ängste befanden sich praktisch ausnahmslos in meinem Kopf.

Konstrukte, die ich mir selber schuf.

Ich schloss Frieden.

Mit meiner Krankheit, meiner »Behinderung«, dem Vergangenen.

Ich schloss Frieden.

In mir, mit mir.

Ich. Ich bin. Ich bin ich.

Mit all meinen Fehlern und Stärken.

Natürlich könnte ich gerne auf ein gehörige Menge Erfahrungen verzichten, die sich nach meiner Diagnose über mich stülpten, mich an die Grenzen des Ertragbaren brachten und mich manchmal wünschen ließen, sie hätten diesen Scheißkrebs erst später entdeckt...

Jetzt weiß ich, dass es ein guter Zeitpunkt war und dass ich noch nie so gerne und so bewusst gelebt habe wie in diesem Moment, dass ich

Impulsen nachgeben darf und soll, dass ich Gefühlen und Intuitionen vertrauen darf.

Dankbar bin ich für all die Menschen, die seither in mein Leben getreten sind, mich begleitet haben auf oft steinigen Wegen und mich dann über weiche, satte Wiesenwege führten, damit ich jetzt mit ihnen und den »passenden Schuhen« auch wieder den urbanen Asphalt unseres gesellschaftlichen Daseins selbstbewusst begehen kann.

Natürlich gilt meine Dankbarkeit auch all jenen, die schon davor da waren und jetzt noch immer da sind. Freunden. Freundinnen. Den wahren, den wirklichen, jenen, die mit mir durch diesen Irrsinn gegangen sind und noch immer meine Wege begleiten.

»Dhanyavaada« ist das Sanskritwort für Dankbarkeit. Eine eigentlich nicht wichtige Information, unwesentlich, bedeutungslos. Jetzt in diesem Moment, ist es *mir* aber wichtig dieses Wort zur Verfügung zu stellen.

Weil …

… Dankbarkeit, Respekt, Offenheit, Selbstkritik, Vertrauen, Fühlen, … ich versuche es zu leben, ich versuche nunmehr mit meinem Herzen zu denken und mein Denken zu herzen

… und es ist gut … und befreiend

… »if you can't be with the one you love, then love the one you're with«, sangen dereinst Crosby, Stills, Nash & Young, und ich meine, sie haben es auf den Punkt gebracht.

Wann beginnt ein Ende, wann endet ein Beginn?

Wann begann meine Spiritualität? Als ich meine erste Buddha-Statue kaufte oder bei der ersten Begegnung im »Tempel« meiner Sexualbegleiterin? Oder begann sie, als ich in ganz jungen Jahren in einer Buchhandlung die Entscheidung traf, »Siddhartha« von Hermann Hesse zu kaufen?

Unwichtig!

Hauptsache sie IST und gibt mir Kraft.

Bei mir beginnt momentan das Beginnen nicht zu enden ...

Om Shanti!

Der lange Weg der Erkenntnis

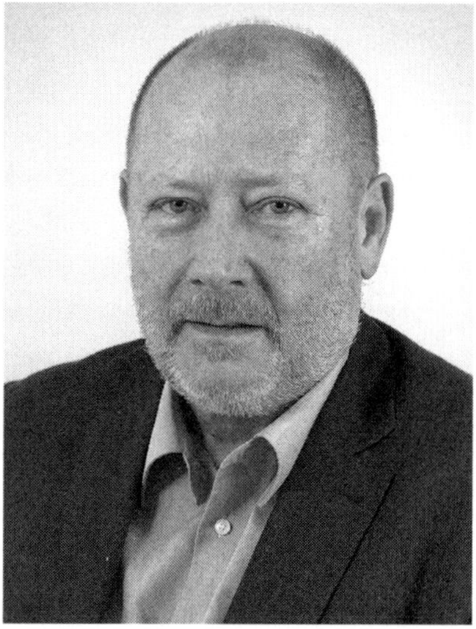

Herbert Oth

»Die Zeit heilt alle Wunden«, lautet ein Sprichwort und bei einer schweren Erkrankung kann das durchaus der Fall sein.

Die Zeit, sie kann aber noch mehr.

Sie lässt einen Abstand gewinnen. Abstand, der nötig ist, um Erkenntnisse zu gewinnen. So war es zumindest bei mir.

Damals war ich 33, heute bin ich 65 Jahre. Viele Jahre hatte ich Zeit, all das zu verdauen: zuerst den Schock der Diagnose Hodenkrebs, dann die Operation und die Chemo, dann ein dreiviertel Jahr später das Rezidiv mitsamt drei Operationen und wieder Chemotherapien.

Mit dem Abstand von mehr als 30 Jahren weiß ich heute so einiges, was ich damals nicht gewusst habe und das ich hier weitergeben möchte.

Der Schock ging damals tief in mich hinein, das berührt einen so stark und nachhaltig, dass man Jahre braucht, um diese Erfahrung abzuarbeiten und um eine Beziehung zu bekommen zu seinem neuen Leben »danach«.

Und diese Jahre danach verlaufen durchaus nicht einförmig, sondern man verändert sich und lernt immer mehr dazu.

Wenn man plötzlich mit der eigenen Endlichkeit konfrontiert ist, fragt man sich, was man eigentlich noch vom Leben will. Man folgt dem Impuls, sich selbst kennenzulernen. Wer bin ich und was will ich? Das sind Fragen, die auftauchen und die beantwortet werden wollen.

Überlebt man eine solche Erfahrung, will man zuerst alles machen, was man sich vom Leben eigentlich immer gewünscht hat.

Dann kommt wieder die Zeit, in der man wieder in das Leben einsteigt, in den Beruf und in den Alltag. Das ist die Zeit, in der man weitermacht, aber erkennt, dass man nicht mehr der Gleiche ist wie vorher.

Auch für die anderen ist man nicht mehr der Gleiche wie zuvor. Meine Erkenntnis: Der Umgang der Gesellschaft mit einem Patienten und der Erkrankung ist fragwürdig. Viele können damit überhaupt nicht umgehen.

Als eine Freundin die Diagnose Krebs erhielt, haben sich zwei Drittel ihrer sozialen Umgebung von ihr abgewandt. Oft ist es ein Stigmata, mit Krebs zu leben. Freunde und Bekannte meiden dich und keiner sagt dir, warum er nicht mehr mit dir redet. Jeder weiß, dass Krebs nicht ansteckend ist, und dennoch gibt es sogar Fälle, wo Eltern ihre Kinder von einem wegziehen.

Ich selbst hatte zum Glück eine tolle Familie und eine Partnerin, die alles richtig gemacht haben. Sie haben meine Erkrankung einfach angenommen und sind ganz normal damit umgegangen.

Keiner hat die Sache dramatisiert und keiner hat sie verharmlost. Ich musste nie Sätze hören wie »Du Armer, …« und das ist gut so, denn Bedauern hilft einem nicht weiter.

Überaus positiv ist es, Hilfe anzubieten und sie zu geben, wenn der andere sie in Anspruch nehmen möchte.

Im Nachhinein betrachtet muss ich sagen: Es wird zwar viel über die Patienten gesprochen, aber viel zu wenig *mit* ihnen.

Der Mensch ist plötzlich Patient und als Kranker nun ein schwaches Glied der Gesellschaft und er wird als solches verwaltet. Man wird krankgeschrieben und das war es dann.

Will man Hilfe von Behörden, vom Staat, vom Gesundheitssystem, muss man sie beantragen. Ohne Antrag bekommst du keine Hilfe. Dabei wäre es so wichtig, nach der Diagnose sofort eine psychologische Betreuung zu bekommen oder sie zumindest angeboten zu bekommen.

Man steht völlig alleine da. Die Angehörigen sind selbst geschockt und man weiß nicht, mit wem man reden kann. Ich kann nur raten, sich in dieser akuten Situation an eine Selbsthilfegruppe oder einen Psychoonkologen zu wenden.

Hilfe bräuchte man auch in der Zeit nach der Therapie. Man steht oft alleine da mit seinen Ängsten, jede Nachkontrolle, jeder Befund bedeutet eine große innere Anspannung. Und wenn es möglich ist, möchten viele ja auch wieder arbeiten, um ein Stück Normalität zurückzuerobern.

Oftmals haben die Patienten aber nicht die Kraft, sich auf die Beine zu stellen und eine Wiedereingliederung in das Arbeitsleben, in die Gesellschaft, in das Arbeitsleben zu schaffen. Sie bleiben dann zu Hause, fühlen sich nutz- und wertlos und kosten dem Staat viel Geld. Viele Kosten könnten gespart werden, würde man die Patienten auf ihrem Weg zur Gesundheit besser unterstützen, um sie so früher in das gesellschaftliche Leben zurückzuführen.

Was ich als Patient auch erleben musste: Die Leute gehen mit dir plötzlich anders, distanzierter um als zuvor, sie reden sogar anders mit dir als mit einem Gesunden. Sogar auf Ämtern merkt man das.

Plötzlich ist man ein anderer Mensch. Und wenn man auf das nicht vorbereitet ist, lässt man alles mit sich machen. Man nimmt alles zur Kenntnis und wehrt sich nicht. Deshalb ist es so wichtig, dass man mit sich selbst in Einklang steht, nur dann kann man für sich selbst eintreten. Ansonsten macht jeder mit dir, was er will. Auch die Krankheit macht dann mit dir, was sie will. Es ist also nötig, mit ihr in Kontakt, in den Dialog zu treten. Das heißt nichts anderes, als sich mit ihr auseinanderzusetzen und zu überlegen und zu entscheiden, wie man mit ihr umgeht.

Man muss also selbst aktiv etwas tun und sich nicht zurückziehen und warten, ob man vielleicht stirbt oder nicht.

Auch in Sachen Therapien sollte man sich selbst ein Bild machen, ob man das für gut und richtig hält, was einem der Arzt vorschlägt. Bitte mich richtig zu verstehen, ich bin meinen Ärzten sehr dankbar für ihr Tun, aber manchmal habe ich mich auch gegen Behandlungen gewehrt, da sie mir überflüssig und nicht richtig für mich erschienen sind.

Hätte ich alle Behandlungen über mich ergehen lassen, ich wäre wohl schon zu Tode kuriert.

Was ich damit sagen will: Sprechen Sie selbstbewusst mit den Ärzten, erkundigen Sie sich genau, was geschehen soll, und hinterfragen Sie das Gehörte. Und sprechen Sie vor möglichen Behandlungen unbedingt mit mehreren Ärzten. Holen Sie, wenn Fragen offenbleiben, eine zweite oder dritte Meinung ein!

Bevor man zu einem Arztgespräch oder einer Kontrolle geht, sollte man sich vorher seine Fragen notieren. Eine Checkliste (»Was will ich wissen?«) ist sehr nützlich, ansonsten vergisst man so vieles, weil man aufgeregt ist.

Zu wichtigen Terminen empfiehlt es sich, immer eine Vertrauensperson mitzunehmen, denn wenn man aus der Tür herausgeht, hat man bereits wichtige Informationen wieder vergessen. Auch sollte man sich die Kernpunkte, die mit dem Arzt besprochen werden, gleich in der Ordination notieren. Am Ende des Gespräches ist es für das gegenseitige Verständnis hilfreich, das Gesagte kurz zu reflektieren.

Der eigene Umgang mit seiner Erkrankung ist entscheidend dafür, ob es einem gut oder schlecht geht. Das weiß ich heute, rückblickend gesagt. Ich kann nur empfehlen, knallhart zu sich selbst zu stehen!

Ich selbst bin das Zentrum meines Lebens. Ich muss im Einklang mit mir leben. Tue ich das, dann bin ich stark. Dann wird es mir gut gehen. Höre auf dich, wie du dich fühlst, und lasse dich nicht beeinflussen.

Wichtig ist es, seine Grenzen nicht zu überschreiten, zum Beispiel in der Arbeit nicht ständig mehr zu tun, als einem erträglich ist. Das bedeutet auch zu lernen, »Nein« zu sagen. Dazu braucht es Mut und Selbstbewusstsein, aber es ist einfach wichtig, für sich selbst einzustehen.

Viele Menschen werden durch ihre Ängste daran gehindert, freier zu leben. Sie haben Angst um ihren Arbeitsplatz, Angst, nicht genug Geld zum Leben zu haben. Diese ständigen Ängste schwächen viele, treiben sie in psychische Störungen und machen sie auch anfälliger für körperliche Erkrankungen. Davon bin ich heute überzeugt.

Nachdem ich meine Diagnose erhalten habe, habe ich das alles natürlich nicht gewusst. Als Gesunder interessiert man sich nicht für Krankheiten.

Umso massiver trifft es dich, umso härter ist der Keulenschlag, wenn es dich plötzlich selbst betrifft. Dann gibt es eine innere Erschütterung und es dauert Jahre, bis man die Unsicherheit wieder loswird.

In dieser Phase hat es mir geholfen, viel in die Natur zu gehen, tief zu atmen, zu entspannen und Ruhe zu tanken.

Man soll sich zwar mit der Erkrankung auseinandersetzen, allerdings nicht sein Leben lang. Man soll es nicht übertreiben, die Erkrankung nicht zu seinem Lebensinhalt machen, sich nicht mit ihr identifizieren, sondern sich nach und nach den schönen Dingen des Lebens widmen, seinen Hobbys nachgehen und tun, was einem guttut. Hilfreich ist es auch, den bisherigen Tagesablauf, seinen Rhythmus, beizubehalten und nicht die Tagesstruktur zu verlieren.

Ich habe immer versucht, mich nicht hängen zu lassen, und mich motiviert, auch unter Leute zu gehen, ins Theater oder einfach in die Natur.

Das alles ist ein Lernprozess, der für jeden sicher etwas anders abläuft.

Für mich war es wichtig, mich zu fragen: Was tut mir gut? Und die Antworten darauf habe ich umgesetzt, denn ich wollte für mich selbst stark sein, um auch für andere stark sein zu können. Freilich ist das keine einfache Sache, immer wieder habe ich mich wachrütteln und motivieren müssen.

Heute darf ich sagen: Ja, ich bin auf dem richtigen Weg, es geht mir gut. Was für mich nicht mehr möglich ist, das akzeptiere ich und jammere nicht darüber.

Ich engagiere mich seit Jahren in der Selbsthilfe und setze mich für andere ein. Gerne können Sie mich kontaktieren, die Kontaktadresse meiner Selbsthilfegruppe finden Sie unter www.hodenkrebs.at.

Hand in Hand – auch Angehörige brauchen Hilfe

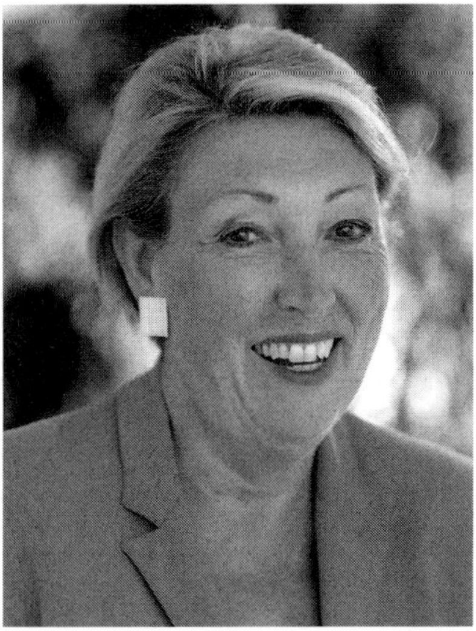

Helga Thurnher

Trotz aller medizinischen Fortschritte ist die Diagnose Krebs noch immer mit den Worten Tod und Angst verbunden. Ich selbst habe Wochen gebraucht, um die Tragweite der Diagnose »Darmkrebs« bei meinem Mann zu begreifen und zu lernen, sie zu akzeptieren und mit ihr umzugehen. Als ich anfangs hörte, dass es sehr schlecht um meinen Mann stehe und er sofort operiert werden müsse, dachte ich nur an den besten Operateur, das beste Spital und dass mein Mann wohl neue Hausschuhe bräuchte. Es sind vielleicht Banalitäten, die aber helfen, den Schock zu verarbeiten, da sich ja in diesem Moment das Leben, der Alltag sehr zu verändern beginnt.

Der Patient kommt nun in eine sogenannte »Maschinerie« hinein. Und der Angehörige, was passiert mit ihm? Zuerst stundenlanges Warten – wie wird die Operation ausgehen? Kann ich mit jemandem in der Zwischenzeit telefonieren oder ruft mich vielleicht der Arzt oder die Schwester gerade an? Wer war schon in dieser Situation, wer kann mich verstehen, die Ängste begreifen – kann man Freunde damit belästigen? Es gibt viele Menschen, die von Krankheit nichts hören und damit auch in keiner Weise konfrontiert werden wollen, da sie damit nicht umgehen können oder Scheu haben, sich mit diesem Thema in irgendeiner Art und Weise zu beschäftigen, denn »krank werden nur die anderen, nicht ich!«

Als Angehöriger versucht man sehr oft »hinter dem Rücken« des Patienten noch etwas zu erfahren, um helfen bzw. unterstützen zu können. Man möchte einen Beitrag zur Genesung und Heilung leisten, in das Geschehen eingreifen. Auch will man in Gesprächen mit den Ärzten die *ganze* Wahrheit erfahren, aber im Grunde genommen will man Hoffnung auf Gesundung hören.

Ich denke, dass man als Angehöriger Hoffnung immer benötigt, um dem Patienten die Kraft für Therapie und den doch oft sehr steinigen Weg, den er gehen muss, zu geben. Als Angehöriger benötigt man aber auch einen Gesprächspartner, um Gefühle, Ängste und Situationen, mit denen man überfordert ist, teilen zu können. Den Kranken selbst will und kann man ja damit nicht belasten. Aber wo findet man Menschen, mit denen man über gleiche oder ähnliche Schicksalsschläge reden kann?

Seit dem Jahre 2006 leite ich nun den Verein »Selbsthilfe Darmkrebs« (www.selbsthilfe-darmkrebs.at) und habe die Erfahrung gemacht, dass vor allem Angehörige telefonische und persönliche Kontakte suchen und eben mit »Gleichgesinnten« sprechen wollen, denn der beste Mediziner kann die Situation nicht nachempfinden, wenn sie nicht selbst erlebt wurde. Und auch die häufigsten Fragen – an wen und wohin man sich wenden kann und ob man als Angehöriger auch einmal eine Auszeit nehmen kann, beschäftigen die Partner – Fragen, die man mit einem Arzt nicht besprechen kann.

So sehe ich den Stellenwert der Selbsthilfe, besonders für Angehörige, darin, als wichtiger Partner bzw. Anlaufstelle zu fungieren, um sich auszutauschen und einander zu helfen. Die Belastung der Angehörigen wird sehr oft unterschätzt, sie bräuchten aber ebenso wie die Patienten eine Betreuung, denn sie sind sehr gefordert und belastet und manchmal bleiben sie allein zurück. Einen guten, verständnisvollen Gesprächspartner, mit dem ein Angehöriger »Hand in Hand« durch schwere Zeiten gehen kann, wäre eine wünschenswerte Unterstützung.

Glaube, Hoffnung, Liebe

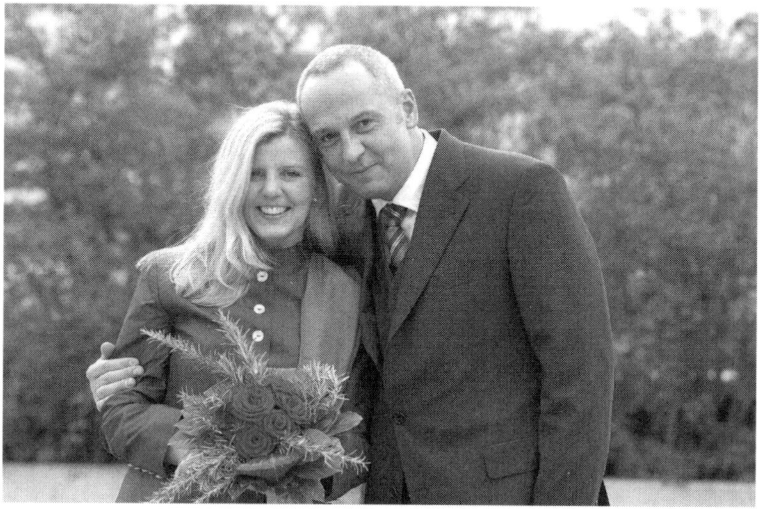

Elisabeth Dietz-Buchner

Heuer sind mein Lebensalter und mein Jahrgang gleich: Ich bin 1957 geboren und 57 Jahre alt geworden. Dass ich so »alt« geworden bin, verblüfft mich selbst einigermaßen. Denn in den letzten 26 Jahren hatte ich gleich mehrere Krankheiten »zu verdauen«, nicht alle auf einmal, immer in größeren Abständen, es war ganz schön heftig. Aber unterm Strich ist es einfach fantastisch, dass ich immer wieder auf die Beine gekommen bin. Und so saß ich am Morgen meines 58. Geburtstages auf einer kleinen Bank und habe gesagt: »Lieber Gott, ich danke dir, dass es mir wieder so gut geht.«

Ich bin keine Gelegenheitsgläubige, die immer dann Gott anfleht, wenn es ihr schlecht geht. Ich verurteile es aber nicht, wenn ein Mensch in seiner Not so etwas tut, denn wohin soll man sich sonst wenden? Einen Allmächtigen an seiner Seite zu haben, gibt Trost und Hoffnung. Ich glaube aber nicht, dass mich Gott gesund (oder gar krank, sozusagen als

Strafe) gemacht hat. Das verdanke ich wohl eher der ärztlichen Kunst, der liebevollen Zuwendung meines zweiten Mannes, meiner Familie, meiner Freunde und meinem ungebrochenen Willen, nicht aufzugeben. Nein, Gott hat mich nicht gesund gemacht, aber er hat mir die Kraft gegeben, all das, was mir das Leben im Laufe der Zeit serviert hat, zu ertragen und anzunehmen. Um diese Kraft bitte ich Gott immer wieder.

Ich war gerade einmal 30 Jahre alt, als ich eines Morgens mit Gefühlsstörungen im rechten Arm und Bein aufgewacht bin. Und ich habe sofort gespürt: Mit mir stimmt was nicht. Der erste Verdacht fiel auf einen Schlaganfall, weil meine Eltern daran gestorben sind. Die Diagnose Multiple Sklerose hat mir dann im wahrsten Sinne des Wortes den Boden unter den Füßen weggezogen. Es folgten im Laufe der nächsten Jahre noch mehrere Schübe, ich bekam Lähmungserscheinungen, Gleichgewichtsstörungen, Sprachprobleme, der linke Augennerv entzündete sich und ich war für sechs Wochen komplett blind auf dem Auge. Durch die Medikamente sah ich zeitweise aus wie ein Mondkalb, ich fühlte mich stigmatisiert und doppelt bestraft.

Aber, ich hatte ungemeines Glück, alle Störungen bildeten sich mehr oder weniger zurück. Seit 1995 hatte ich keinen Schub mehr, die MS kam zum Stillstand. Das heißt aber nicht, dass sie nicht wiederkommen kann. Ich gebe zu, wenn mir die Hand einschläft, werde ich leicht nervös.

Silvester 2002 entdeckte ich beim Duschen einen Knoten in der linken Brust. Mein erster Gedanke war: »Du hast Brustkrebs.« Mein zweiter Gedanke: »So gemein kann das Leben nicht sein, erst MS und dann Krebs.« Es war Brustkrebs. Ich wurde brusterhaltend operiert, bekam (»bitte lieber Gott: keine Chemo«) eine fünfjährige Antihormontherapie und nahm infolge 35 Kilogramm zu. Ganz zu schweigen von den anderen Nebenwirkungen, die eine Antihormontherapie mit sich bringt. Mit meinen Bitten an Gott gehe ich jetzt vorsichtiger um.

Todesangst hatte ich eigentlich keine, denn mit dem Thema Krebs hatte ich mich aus beruflichen Gründen bereits intensiv befasst. Ich wusste, dass ich eine gute Chance hatte zu überleben. Aber beim Krebs weiß man nie, es gibt immer wieder statistische Ausreißer, nach oben und nach unten.

Die Erfahrungen mit der MS haben mir tatsächlich geholfen, mit der Brustkrebserkrankung gut umzugehen: »Du hast es einmal geschafft, du wirst es wieder schaffen«, machte ich mir selber Mut.

Aus den leidvollen Erfahrungen hatte ich viel Kraft gewonnen, die dann vor drei Jahren wieder zum Einsatz kam. Dieses Mal war es Psoriasis-Arthritis: eine sehr schmerzhafte autoimmunentzündliche Krankheit der Gelenke. Bei der Verteilung der Krankheiten habe ich wahrscheinlich dauernd die Finger hochgehalten: »Hallo, will ich auch haben!«

Aufgrund der MS kann ich nicht alle Medikamente nehmen, es könnten »schlafende Hunde« geweckt werden. Es dauerte drei Monate, bis das Medikament endlich griff und ich keine bzw. weniger Schmerzen hatte. Denn mit der Arthritis geht es mal besser, mal schlechter. Mein Lebensmotto »Du wirst es schaffen« war wieder gefordert. Und immer an meiner Seite waren mein Mann Christian, meine Familie und meine Freunde, deren Liebe mich getragen hat.

Am 20. Dezember 2013 hatte ich wieder eine Kontrollmammografie. Die letzten Jahre hatte ich vor den Untersuchungen immer ein flaues Gefühl: Es könnte ja etwas sein. Dieses Mal saß ich relativ relaxed zwischen all den Frauen. Die Mitteilung, »Ihre linke Brust ist in Ordnung, aber in der rechten gibt es Auffälligkeiten, die genauer untersucht gehören«, lähmte mich schlagartig. Ich hatte ein Gefühl in Armen und Beinen, als wäre die MS zurückgekehrt. Gut, dass ich auf einer Untersuchungsliege lag, ich wäre glatt umgekippt.

Schon wieder Krebs, schon wieder ins Krankenhaus, schon wieder kämpfen, schon wieder eine Antihormontherapie (ich hatte gerade acht Kilogramm mit viel Sport abgenommen) oder Chemo, schon wieder alles erklären und schon wieder manche Menschen trösten, weil ich krank bin.

Das ist nämlich die Krux: Man muss Menschen, die einen sehr lieben, trösten. Aufgrund dessen habe ich einer mir sonst sehr nahestehenden Person »Krankenhausverbot« erteilt. Ich habe ihr dann erklärt, dass ich wieder gesund werde, dass ich ein DCIS (duktales Karzinom in situ) habe, eine Vorstufe zum Krebs. Und irgendwie kam ich mir vor wie mein eigener Arzt.

Im Gespräch mit anderen Krebspatientinnen zeigte sich, dass das ein häufiges Phänomen ist: andere zu trösten, wenn man selbst erkrankt ist. Wenn die eigenen Kinder, besonders, wenn sie noch sehr klein sind, Trost und Zuspruch benötigen, verstehe ich das. Irgendwie fühlt man sich schuldig. Aber auch meine »Leidensgenossinnen« nervte es immer, andere zu trösten. Zum Beispiel den Ehemann.

In Situationen, in denen ich alle Kraft brauchte, ertrug ich das Gezeter und Gejammer mancher Menschen über meine Krankheit nicht. Es zog mich nur noch mehr hinunter.

Glaube, Hoffnung, Liebe ist mein Credo. Ich habe immer gerne gelebt, aber nun genieße ich das Hier und Jetzt noch intensiver, bin geduldiger geworden, auch mit den langen Wartezeiten im Krankenhaus – schließlich investiere ich die Zeit in meine Gesundheit.

Weil ich entsprechende Erfahrung habe, werde ich auch oft um Rat gefragt. Eine ganz wichtiger Tipp: Schreib dir alles auf, was du wissen willst. Setz dich in aller Ruhe hin und mach dir Notizen, auch beim Arzt, denn vieles vergisst man, weil man so aufgeregt ist. Wenn du etwas nicht verstehst, habe keine Hemmungen, nachzuhaken, schließlich bist du kein Mediziner.

Trage deinen Kummer nicht allein. Die Krebshilfe bietet Betroffenen und Angehörigen Hilfe in Form von Gesprächen und Unterlagen. Auch Selbsthilfegruppen sind ein guter Tipp. Sich mit Gleichbetroffenen auszutauschen, kann Kraft geben.

Eine Frage nach dem Warum stelle ich mir schon lange nicht mehr, denn darauf bekommt man keine Antworten. Es hat auch keinen Sinn, sich Selbstvorwürfe zu machen: »Hätte ich doch nicht geraucht«, oder so ähnlich. Selbstvorwürfe ändern nichts und machen dich nicht gesund. Mache es einfach besser und lebe gesünder.

Was mir wirklich viel Kraft gegeben hat, ist Sport. Ich gehe mit meinem Mann dreimal in der Woche ins Fitnesszentrum. Ich fühle mich viel besser, habe eine sehr gute Kondition bekommen und die Gefahr eines Rezidivs verringert sich deutlich.

Man muss lernen, »Nein« zu sagen, gerade in so einer schwierigen Situation darf man sich nichts aufbürden lassen. Das fällt Frauen besonders schwer, weil sie sich für alles verantwortlich fühlen. Doch was nicht geht, geht nicht.

Was mir immer geholfen hat: schwierige Situationen, die ich im Leben gemeistert habe, in Erinnerung zu rufen und mir selbst ein Vorbild zu sein. Natürlich, wenn es irgendwo zwickt oder zwackt, stelle ich mir zwangsläufig die Frage: Klopft der Krebs wieder an? Das ungute Gefühl, dass irgendetwas wiederkommt, bleibt. Aber ich habe gelernt, damit umzugehen. Schließlich habe ich nicht nur eine, sondern mehrere Chancen bekommen. Vielleicht bekomme ich nochmals eine.

Frei und ohne Schuld dem Leben entgegenblicken

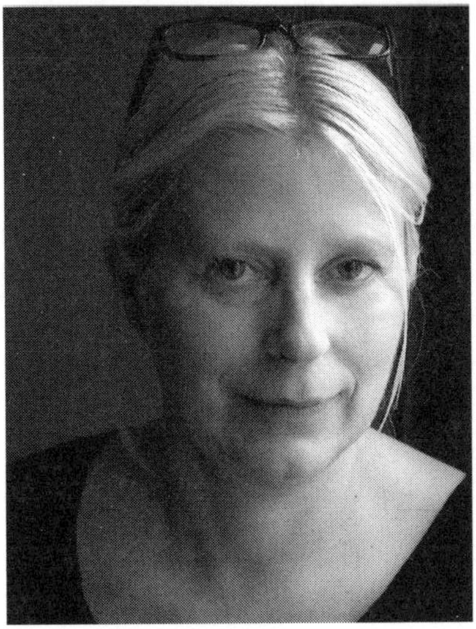

Sonja Ruß

Heute bin ich 51 Jahre, Geschäftsführerin eines Mittelbetriebes und Lebens- und Sozialberaterin. Mein Sohn Eric ist 32 Jahre. Seit fast drei Jahren lebe ich in einer Beziehung. Seit kurzem habe ich eine Praxis als psychologische Beraterin, um Menschen zu unterstützen, die auf der Suche nach ihrem Lebensweg sind.

Mit 30 Jahren hatte ich eine schwere Krankheit, wodurch ich eine Zeit lang körperlich eingeschränkt war. Damals hatte ich mir vorgenommen, wenn ich das überstehe, dann werde ich mich bessern und mehr auf mich schauen. Also kein Stress, kein Alkohol und Nikotin bla, bla, bla. All jenes, das sich die Menschen auch zu Silvester vornehmen und es dann nicht machen. Na ja, ich natürlich auch nicht.

All das war im Sommer 2011 natürlich längst vergessen und kein Thema mehr. Es war die Zeit, als ich Blutungen im Unterleib bekam, die wochenlang nicht aufhörten. Gleichzeitig war ich immer sehr, sehr erschöpft. Tja, warum geht man dann nicht zum Arzt, fragt sich ein vernünftiger Mensch? Weil ich natürlich »keine Zeit« hatte. Alles war wichtiger: die Firma, die Arbeit, Kunstprojekte, die ich betreute, und allerlei mehr. Nicht zu vergessen die begonnene Ausbildung zur Lebens- und Sozialberaterin mit vielen Stunden Supervision, Selbsterfahrung und Klientengesprächen. Ich war fast jeden Abend bis spät in die Nacht unterwegs, um mich mit Freunden und Kunden zu treffen, und das meist mit viel Alkohol und Nikotin, um mich aufzuputschen. Eventuell gab es dann auch noch eine kleine Belohnung in Form eines leckeren Schweinsbratens.

Krank? Nein, bin ich nicht. Ich komme halt in den Wechsel. Darum sind die wochenlangen Blutungen sicher normal und die Müdigkeit ist dem Stress und dem Lebenswandel geschuldet. Ein Kollege drängte mich dann doch zum Arzt zu gehen, was ich dann auch tat.

Es war November und mein Frauenarzt hätte erst im Jänner Zeit gehabt. Irgendwie hatte ich dann doch ein ungutes Gefühl und habe bei einem Privatarzt (Überraschung, die haben immer Termine) schnell einen Termin bekommen. Er hat, ich glaube, eine Zyste festgestellt und ich musste einen kleinen Eingriff im Spital machen lassen. War also nichts Aufregendes. Ein Abstrich wurde ins Labor geschickt und für mich war das Thema abgehakt und wieder vergessen. Zwei Wochen später, abends, rief mich der Frauenarzt an, um mir mitzuteilen, dass ich Gebärmutterkrebs habe und ich mich rasch operieren lassen müsse.

Ich war geschockt und verwirrt. Habe Freundinnen angerufen (war damals single) und mir Ratschläge und Unterstützung geholt. Bei Recherchen im Internet habe ich erfahren, dass der Gebärmutterhöhlenkrebs die günstigste Prognose unter allen bösartigen gynäkologischen Tumoren besitzt. Dies liegt daran, dass 75 Prozent der Fälle bereits im Früh- oder Vorstadium erkannt werden. Hier ist eine endgültige Heilung sehr wahrscheinlich.

Das klingt ja super! Also sagte ich mir, bleib cool und rege dich nicht auf. Du hast schon Schlimmeres überstanden, das wird schon. Ich erzählte es auch nur einem kleinen Freundeskreis. Ich hatte keine Lust, Leute um mich herum zu ängstigen oder sich immer wieder dasselbe erzählen zu lassen und zu hören: »Oh du Arme, aber das wird schon« oder »Meine Tante Rosi hat den auch gehabt …« Nein, das ist nichts für mich.

Vom Kopf her war mir klar, dass mir nicht viel passieren konnte. Aber man weiß ja nie, besser Vorsorge treffen und so wie vor 20 Jahren schon alle Dokumente und Bankunterlagen für meinen Sohn (dem ich übrigens auch nichts erzählte) herrichten. Für den Fall, dass ich doch bald mal sterben sollte, damit das mit dem Erben und den Amtswegen einfacher geht.

Ein beunruhigender Gedanke: Wenn ich doch Metastasen habe und doch nicht alles so einfach ablaufen wird? Ich möchte doch noch so viel unternehmen in meinem Leben. Ich habe das Thema Krankheit/Sterben doch schon vor vielen Jahren abgehakt. Was habe ich falsch gemacht, dass es mich wieder erwischt hat? Fragen über Fragen und viel Selbstreflexion sowie Therapiestunden unterstützen mich. Während ich jetzt schreibe, stehen mir die Tränen in den Augen, denn die Ängste, die ich damals gehabt habe, verwirren mich heute noch. Ich habe von mir erwartet, über den Dingen zu stehen, ich bin doch Profi. 2010 habe ich die Ausbildung für Trauer- und Sterbebegleitung gemacht, um im Hospiz/Palliativbereich zu helfen. Ich habe dort meine Praktika absolviert und es war eine ganz besondere Erfahrung, die ich dort machen durfte. Ich wollte anderen Menschen etwas zurückgeben und dem Leben dafür meine Dankbarkeit erweisen, dass ich damals auf dieser schönen wie auch schwierigen Welt weiterleben durfte.

Und jetzt brauche ich mich nur zu 25 Prozent fürchten (75 Prozent werden ja geheilt) und trotzdem habe ich Ängste und Selbstverachtung, da ich mir immer wieder die Schuld gebe, nicht genügend auf mich geschaut zu haben. Laut meiner Internetrecherche sind die Ursachen von Gebärmutterkrebs nicht eindeutig geklärt und die Beispiele, die aufgezeigt werden, haben rein gar nichts mit meinem Leben zu tun. Ich habe keine Schuld und es ist halt Pech, dass ich wie tausende andere Frauen die Krankheit habe, und Glück, dass diese dank unserer guten medizinischen Versorgung heilbar ist.

Es ist, wie es ist, dann wird operiert. Mein Frauenarzt, der im Spital auch Oberarzt ist (was mich sehr beruhigt hat), schneidet mir mein Krebschen raus. Ich hatte wieder mal Glück, keine Metastasen, keine Chemo. Es wurde alles schön entfernt, was will man mehr. Ist super gelaufen und nun sollte man glauben, es geht fröhlich alles wieder seinen gewohnten Weg. In meinen Fall doch nicht so ganz. Kurz vor der OP erfuhr mein Sohn von meiner Krankheit. Er war sehr wütend auf mich, dass ich ihm nicht gleich davon erzählt hatte. Er machte mir Vorwürfe, ob er es nicht wert sei, dass er es als Erster erfahre und fragte, wie er mir in Zukunft vertrauen solle. Ja, er hat wohl recht, das war falsch von mir gedacht. Ich wollte ihn und andere schützen. Damit habe ich die Menschen eigentlich entmündigt und für sie Entscheidungen getroffen.

Nach der OP im Spital habe ich Besuchsverbot für alle, außer für meinen Sohn, ausgegeben, da ich sehr erschöpft und müde war und ich Ruhe brauchte. Ich hatte Schmerzen durch den doch sehr großen Schnitt am Bauch und konnte nicht alleine aufstehen; mein Sohn Eric half mir bei den ersten Gehversuchen. Dafür war ich ihm sehr dankbar. Anscheinend hatte ich noch nicht realisiert, dass ich wieder körperlich gesund war und in zwei bis drei Wochen auch die Wunde wieder verheilt sein würde. Ich lag in meinem Spitalsbett und war traurig und weinte immer wieder und ein Gedanke setzte sich in meinem Kopf fest: »Sonja, du bist jetzt keine Mutter und Frau mehr, du bist nichts mehr wert. Du wirst alleine älter und nicht mehr gebraucht. Die ganze Gebärmutter ist weg und was bleibt, ist eine große Narbe am Bauch. Du wirst nie wieder ein Kind bekommen können und auch nie wieder eine Beziehung haben.« Klar denkt jetzt jeder vernünftige Mensch: Erstens ist sie bereits Mutter, zweitens ist es mit 48 Jahren wohl kein Thema mehr, ein zweites Kind zu bekommen (war es auch nicht). Drittens: Frau ist man trotzdem noch, also warum keine Beziehung mehr?

Heute bin ich aber froh, dass mich damals die Vernunft im Stich gelassen hat und sich viele unterdrückte Emotionen ans Tageslicht gekämpft haben.

Nach drei bis vier Tagen Spital hatte ich mich mit meinem Kummer abgefunden und mir war wieder einmal klar: Du musst an deinem Lebensstil etwas ändern. Ich rief Freunde an und machte schnell Urlaube und Projekttermine aus, denn ich lebte jetzt und muss ganz schnell all das tun, was ich noch in den nächsten 20 bis 30 Jahren machen will, und ich musste jetzt gleich alles umsetzen, denn es konnte schnell vorbei sein. Ich war in Hochstimmung und freute mich, nach Hause zu kommen. Einen Tag vor der Entlassung bin ich ohne ersichtlichen Grund kollabiert und musste länger bleiben. Es wurden Untersuchungen vorgenommen, aber es wurde nichts mehr gefunden und ich wurde entlassen. Ich habe das als Zeichen meines Körpers verstanden, dass ich schon wieder falsch unterwegs war. Schon wieder viel zu viel und am besten alles und gleich.

Danach wurde ich wurde von vielen Freunden gehegt und gepflegt. Damals wurde mir klar, wie wichtig Freunde sind und dass ich auch lernen muss, Hilfe anzunehmen, wenn sie mir angeboten wird. Die nächsten Wochen verbrachte ich viel Zeit bei meiner Therapeutin, um mir anzuschauen, warum ich nicht zur Ruhe kommen konnte. Und jetzt, wo ich »keine Frau« mehr war, konnte ich mich auch gefahrlos dem Thema Beziehungsangst aussetzen. In diesen Wochen hat mir das Leben gezeigt, dass es auch anders geht. Dass weniger oft mehr ist.

Es klingt einfach, jetzt hat man Krebs und sobald er weg ist, ändert man sein Leben und es wird alles besser als vorher. Nein, so war es nicht für mich. Ich musste hart an mir arbeiten, um aus meinen schädlichen, jahrelang aufgebauten Lebenssystemen auszubrechen, mich meinen Sehnsüchten und Ängsten zu stellen, und ich kann mit Stolz sagen, einen achtsamen Umgang mit mir gefunden zu haben.

Ich habe erkannt, dass ich nicht unersetzlich bin und Arbeit abgeben kann. Dass meine zusätzlichen Projekte auch ohne mich weitergehen. Dass ab und zu am Abend auszugehen auch reicht. Dass ich wieder zu mir finden und sehen musste, was mir wichtig ist, denn ich habe mich jahrelang selbst überrannt.

Zwei Monate nach meiner OP lernte ich meinen jetzigen Freund Florian kennen. Wir leben jetzt bald drei Jahre zusammen und wir haben eine wunderbare Beziehung. Ich bin auch vor kurzem Oma geworden.

Zum Abschluss möchte ich noch zwei Punkte erwähnen, die mir wichtig sind:

1. Schuld: Wie oft geißeln wir uns selbst, wenn wir wieder einmal zu viel getrunken oder gegessen haben, uns übermäßig aufgeregt haben, ...

na ja, das würde eine lange Liste werden. Bei Erkrankungen wie Krebs wird von einem selbst und auch von anderen Leuten hinterfragt: »Was hast du gemacht?« oder »Ist es deine Schuld, dass du krank bist?« Es können viele Faktoren eine Rolle spielen, ob man krank wird. Das kann von außen (z. B. Asbest) kommen, genetisch bedingt sein oder ganz einfach Zufall. Es wird immer Ärzte und Wissenschaftler und auch viele Thesen geben, die sagen, was und warum etwas ist, wie es ist. Aber im Endeffekt kann nur jeder Mensch für sich seine Lösung finden, wie er Körper, Geist und Seele unterstützt.

2. Ich erwähnte zuvor, dass ich mich ändern wollte, wenn ich die Krankheit überstehe, und ein besseres Leben beginnen. Was soll diese Aussage eigentlich? Ich hatte ein tolles Leben, auch vor meinen Krankheiten, mit vielen Höhen und Tiefen. Ich könnte wie die meisten Menschen viele Geschichten erzählen, die mein Leben reich gemacht haben, die ich auch nicht mehr anders erleben möchte, denn das Erlebte macht mich, Sonja Ruß, jetzt aus. Diese Erkenntnis war und ist mir bewusst und hilft mir, dem Leben ruhiger entgegenzublicken.

Aufgeben gibt es nicht

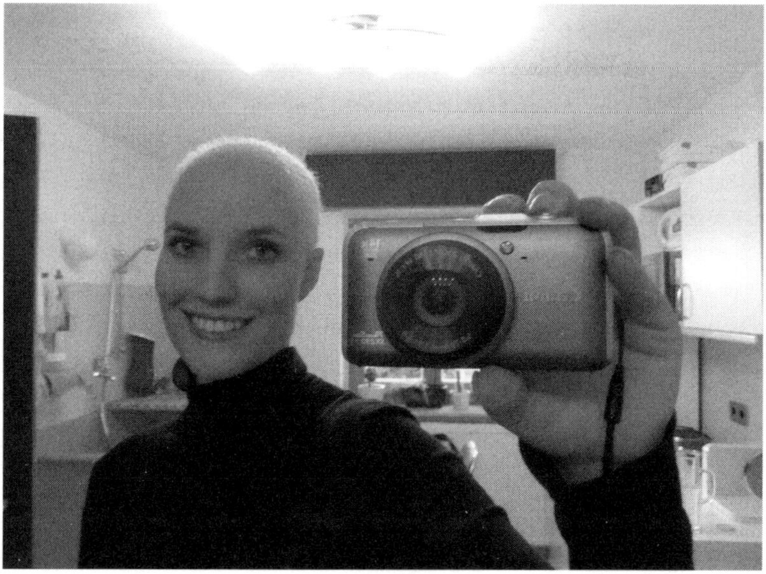

Alina

Ich weiß selber nicht, wie ich das überstanden habe, aber bei so einer Diagnose gibt es nur eins: Kämpfen, oder man hat schon verloren.

Meine Lebenseinstellung ist die, dass man sich nicht über Sachen aufregen soll, die man nicht ändern kann. Diese Einstellung wurde im Jänner 2012 gehörig geprüft. Ich war gerade einmal 25 Jahre alt und nach dreimonatiger Suche nach der richtigen Diagnose wurde mir mitgeteilt, dass ich Lymphknotenkrebs hatte. Zu dieser Zeit habe ich in Russland studiert – Ärzte in Österreich gaben mir noch zwei Monate Lebenszeit! Nach der zweiten Chemo ging es mir besser und ich bin daher nach jeder Chemo zehn Tage zu Hause geblieben und jedes Mal anschließend zehn Tage nach Russland gereist, um meine Kurse weiter abzuschließen. Ich habe das komplette Auslandsjahr sogar mit dem Study Abroad Excellence

Award abgeschlossen. Es folgten sechs Chemos und ein Monat lang Bestrahlungen, dann die komplette Remission. Ich bin jetzt mit dem Studium fertig und habe meinen Magistertitel bekommen.

Ehrlich gesagt war ich nie mit den üblichen Problemen konfrontiert, die ein Krebspatient nach Besiegen der Krankheit hat. Ich wurde nicht depressiv, habe keine großen Ängste entwickelt, bin belastbar. Und ich habe nicht gegrübelt, weil: Das Leben ist nicht gerecht. Es hat daher auch gar keinen Sinn, sich darüber den Kopf zu zerbrechen und sich die Frage zu stellen: Warum ich? Denn die einzige Antwort, die mir darauf einfällt, ist: Pech. Wenn man nicht gerade jahrzehntelanger Kettenraucher ist und das Ganze regelrecht provoziert hat, ist so eine Diagnose meistens einfach nur Pech. Ich bin jung, habe nie geraucht, noch nie Drogen genommen, nicht einmal bei einem Joint angezogen, habe immer viel Sport gemacht, wie Rudern in der Staatsmeisterschaft und Volleyball in der Landesmeisterschaft, ich rette sogar Insekten aus unserem Pool, weil Ertrinken sicher kein schöner Tod ist, und bin sehr hilfsbereit und lebensfroh – und *ich* bekomme Lymphknotenkrebs mit 25 mit einer Aussicht auf zwei Monate, die ich noch leben werde. Also die Frage nach dem »Warum?« sollte man daher besser vergessen, das macht nur depressiv und traurig. Daher ist Fakt Nummer eins: Die Welt ist nicht gerecht, aber jeder von uns kann das Beste daraus machen.

Nummer zwei: Nicht den Kopf hängen lassen. Der Wille und die eigene Motivation sind der stärkste Antrieb überhaupt und mitunter der größte Feind des Krebses (ebenso wie Chemo/OP/Bestrahlung, gesunde Ernährung und Sport). Das ganze Leben ist eine Kopfsache. Und es hat keinen Sinn, jeden Tag, wenn mal das Knie schmerzt, an Knochenkrebs oder, wenn der Bauch zwickt, an Darmkrebs zu denken. Ja, man wird hellhörig, ja man wird leicht hysterisch, aber viele »Wehwehchen« sind reine Kopfsache. Meistens sind diese gar nicht vorhanden oder wären schon lange wieder weg, wenn der Kopf uns nicht einen Streich spielen würde und darin ist er Meister, keine Frage. Aufmerksam bleiben? Ja, aber auch die Kontrolle über seinen Kopf behalten. Tief durchatmen. Gerade zu Beginn haben wir alle bei der Nachsorge nur drei Monate »Schonfrist«, bis die nächste Kontrolle anrollt. Aber diese drei Monate sollte man stressfrei genießen. Natürlich kann es sein, dass ein Rezidiv kommt, aber es kann auch sein, dass das nie passiert. Klar kann mir morgen ein Baum auf den Kopf fallen oder mich ein Auto überfahren, aber eben auch nicht. Und warum die wunderschöne Zeit mit Stress und Hysterie verbringen, wenn ich jeden Tag aufstehen und sagen kann: »Danke, dass es mir gut geht, und rein in den schönen Tag.« Wie heißt es so schön: »Im Leben geht, es nicht darum zu warten, dass das Unwetter vorbeizieht, sondern darum zu lernen, im Regen zu tanzen.«

Nummer drei: Sport. Ich bin der festen Überzeugung, dass man, sobald man halbwegs die Kraft dazu hat, auf jeden Fall raus an die frische Luft gehen sollte. Und wenn es nur ein Rundgang ums Haus ist, das ist besser als kein Rundgang. Gründe dafür gibt es unzählige: Der Kreislauf kommt in Schwung, die von den Chemos eingerostete Verdauung wird angeregt, Hormone, auch Glückshormone, werden freigesetzt, die Lunge füllt sich gut mit Sauerstoff (Krebszellen sind kein Fan von Sauerstoff) und das Gemüt wird einfach verbessert. Nichts übertreiben, nur solange es geht, aber wenn etwas Energie da ist, unbedingt raus, wenn auch nur ein paar Minuten. Wenn die Sonne scheint, auf jeden Fall Vitamin D tanken! Und wenn man nur auf der Bank sitzt.

Viele aus meiner Selbsthilfegruppe haben das Problem mit dem eigenen Schweinehund. Das Problem, dass sie immer mehr zu Hause versauern, weil sie es nicht schaffen, an die frische Luft zu kommen. Den Kampf mit dem Schweinehund hatte ich genauso. Meine Lösung: Den Schweinhund eiskalt anlügen. Ich hab mir, nachdem ich wieder gesund war und alle Therapien vorbei waren, gedacht, ich muss wieder etwas laufen und anfangen den Körper aufzubauen (ich hasse laufen und mein Schweinehund findet das auch noch lustig). Meistens wenn ich dann draußen war, war es toll, aber bis ich einmal draußen war, das hat gedauert. Deswegen habe ich dann angefangen, mich selber und den Schweinehund anzulügen. Ich hab mir gesagt, du ziehst dich an und gehst raus. Und wenn es nur eine Runde um den Block ist, für fünf Minuten, das ist besser als keine Minute. Und fünf Minuten waren jetzt nicht schlimm, dazu braucht man nicht so viel Überwindung. So habe ich mich angezogen, bin mit dem Gedanken raus, dass ich nur fünf Minuten herumjogge. Aber sobald ich losgelegt hatte, ging die Motivation exponentiell nach oben. Jedes Mal. Und so blieb es nie bei den fünf Minuten. Und irgendwann hatte der Schweinehund einfach nichts mehr zu sagen und ich hatte die Kontrolle zurück. Das habe ich auch den Mädels meiner Krebsgruppe mitgeteilt und bei denen hat das »Austricksen« des Schweinehundes auch super geholfen.

Ich möchte die Krebskrankheit nicht als leichten Schnupfen darstellen. Ich bin durch die Hölle gegangen. Aber man sollte die Hoffnung einfach nie aufgeben. Geholfen hat mir sicher, dass ich jung und fit und sportlich war (und bin) und vor allem mein lebensfrohes Gemüt. Und: Aufgeben gibt es nicht!

Expertin und Geheilte

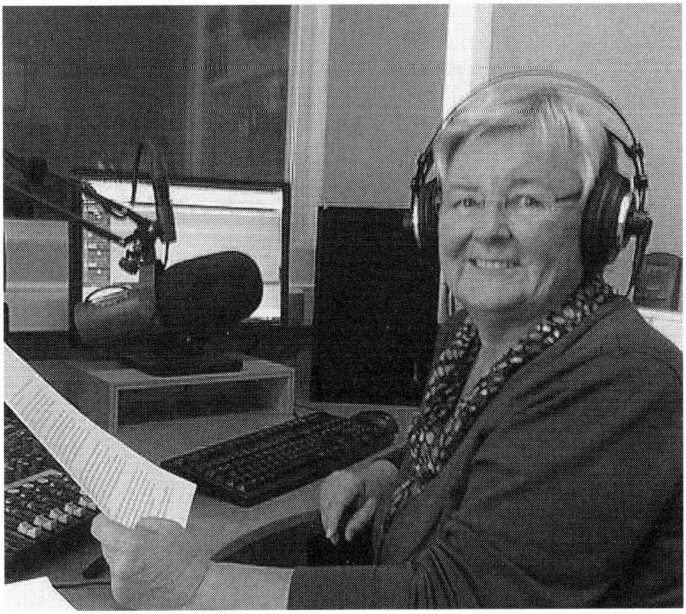

Edeltraud Haischberger

Von Edeltraud Haischberger, die bereits im Bericht von Roswitha Maurhart positiv erwähnt wurde, kann man wahrlich einiges lernen. Vor acht Jahren habe ich sie für das Buch »*Geheilt! Wie Menschen den Krebs besiegten*« interviewt und ihre erstaunliche Geschichte niedergeschrieben. Vielen Menschen ist sie seitdem zum Vorbild geworden.

Ihre Diagnose vor vielen Jahren war dramatisch: Eileiterkrebs, auf der ganzen Bauchdecke Metastasen. Sechs Wochen Lebenszeit, maximal sechs Monate. Mehr räumten ihr die Ärzte nicht ein. Frau Haischberger ließ sich operieren und entschied sich danach für eine radikale Kur nach Breuss.

Für eine Totgesagte lebt sie heute, 25 Jahre (!) nach dieser unglückseligen Diagnose, erstaunlich agil. Sie könnte bereits ihre Pension genießen, geht aber in ihren Tätigkeiten auf. Ihre Energetikseminarorganisation hat sie zwar an ihre Tochter übergeben, doch sie ist keineswegs untätig, im Gegenteil. Seit einem Jahr hat sie sogar eine neue Karriere begonnen, sie spricht im Radio Salzkammergut über Gesundheit und Lebensthemen und geht in diesem neuen Betätigungsfeld auf. »Radio ist genau meins«, sagt sie.

Im Folgenden lesen Sie Edeltraud Haischbergers Gedanken zu ihrer Zeit nach der Diagnose und wie sie es geschafft hat, ein Leben nach ihren Vorstellungen zu leben.

Ich mache genau meins

Eine Nacht war ich geschockt von der Diagnose, dann aber stand mein Entschluss fest. »Mit 40 sterbe ich nicht!« Woher die Kraft dazu gekommen ist, weiß ich nicht. Vermutlich ist sie durch die Krise entstanden. Als eine Freundin kurz vor mir eine Krebsdiagnose erhalten hatte, war ich total geschockt. Bei mir selbst war ich ziemlich ruhig und stark. Ich hatte damals kurz zuvor ein Buch über die Macht des Unterbewusstseins gelesen und habe mir gedacht: Ich möchte wissen, ob es stimmt, was da geschrieben steht. Ich war von Anfang an überzeugt, es selbst in der Hand zu haben, ob ich gesund werde oder nicht. Sofort nach der Diagnose habe ich begonnen, mich augenblicklich nur mehr um mich zu kümmern, das war das Um und Auf, um wieder gesund zu werden.

Den Kreis der Personen, die über meinen Zustand Bescheid wussten, habe ich damals unmittelbar nach der Diagnose sehr klein gehalten, um keine mitleidigen Blicke zu bekommen, denn die ziehen dich herunter. Ich wollte kein Mitleid spüren, das war mir absolut wichtig. Ich habe mir selbst immer wieder gesagt: »Es geht mir besser und besser.« Immer wieder und wieder. Auf Gespräche über die Krankheit habe ich mich gar nicht erst eingelassen, weil das negative Energie erzeugt, die ich nicht spüren wollte. Über meine Erkrankung gesprochen habe ich erst später, als ich wieder auf einem guten Weg zur Gesundheit war.

Sofort nach der Diagnose wurde mir klar, dass ich mein Leben ändern musste. Ich hatte meine Arbeit viel zu wichtig genommen, ich wusste, ich musste viel lockerer, ruhiger und gelassener werden. Ich überlegte, was mir wirklich wichtig im Leben war, was wesentlich war und was ich ändern musste, damit es mehr Freude machte. Ich war zwar auch schon vor der Diagnose ein positiver Mensch und habe mich deshalb auch geschämt, dass ich trotzdem krank geworden bin. Der Fehler war wohl, dass ich viel zu viel gearbeitet und dabei jedes Maß verloren hatte. Oft habe ich meine Arbeit auch als feindlich erlebt. Ich änderte mein Leben dahingehend, dass ich mir ein völlig neues Arbeitsgebiet suchte und neben der Arbeit auch Freude in meine Tage brachte.

Das Wichtigste für mich war, dass ich die energetische Arbeit für mich entdeckt hatte. Ich habe gelernt, was alles mit natürlichen Mitteln möglich ist und was Gedankenarbeit bewirken kann. Mit der Zeit stieg mein Energielevel, ich machte vieles, was Freude bringt, und konnte förmlich spüren, wie gut das meinem Immunsystem tat. Kein Wunder, dass ich mich auch beruflich völlig neu orientiert habe und Energetikerin geworden bin.

Auftretende Ängste in der Zeit nach der Diagnose habe ich nicht verdrängt, aber sie auch nicht thematisiert. Ich habe mich ganz um mich gekümmert, den Fokus auf meine Gesundheit gelegt und mich als gesund gesehen. Affirmationen haben mir geholfen. Immer wieder Affirmationen. Auch in den Augenblicken der Angst und der gelegentlichen Panik habe ich sie angewendet, ich habe mir einfach gesagt: »Ich bin vollkommen gesund.« 15 Minuten lang, danach war ich immer beruhigt und die Krise war vorbei. Wenn ich ein Resümee ziehe, darf ich sagen, dass die Fokussierung auf meine Gesundheit extrem wichtig für mich war, um wieder gesund zu werden. Nie habe ich an Krebszellen gedacht, die im Körper sind und gegen die ich visualisierend kämpfen könnte, nein, ich habe mir immer meinen Körper als Ganzes gesund vorgestellt. Keine Fresszellen, die die Krebszellen töten, sondern mich als ganze Person habe ich gesehen, und zwar *in strahlender Gesundheit!*

Ängste, ob ich den Krebs wirklich überwunden hatte, die traten die ersten drei Jahre gelegentlich auch stärker auf, das darf aber niemanden verwundern, bekam ich doch die ärztlichen Worte zu hören: »Mit diesem Befund können Sie nicht überleben, das brauchen Sie gar nicht zu glauben.« Nun, ich habe überlebt und die Ängste sind nach fünf Jahren auch völlig verschwunden. Wichtig war, nicht in Katastrophen zu denken. Im

Gegenteil, ich habe mir die Welt schöngedacht und schöngeredet. Jeden Tag baute ich mir mein Luftschloss. Anfänglich eine Illusion einer gesunden Edeltraud. So lange, bis ich es tatsächlich geschafft habe.

Nicht verschwunden sind die gelebten Vorsätze, besser auf mich aufzupassen und mehr Dinge zu tun, die mir Freude machen. Der neue Beruf damals war natürlich auch harte Arbeit, aber ich habe auf mich aufgepasst und es nicht übertrieben. Mittlerweile bin ich seit sechs Jahren in Pension und ich mache nur mehr, was mir Spaß macht. Zum Beispiel Radio. Freilich war das all die Jahre über kein Selbstläufer. Man fällt immer wieder in alte Muster zurück und macht alte Fehler, das passiert jedem. Wichtig ist, dass man das erkennt und sich selbst wieder aufbaut und weiter an sich arbeitet. Der Lohn eines solchen bewussten Lebens ist, dass man dankbar ist für alles, was das Leben uns bietet. Diese Dankbarkeit hat sich bei mir rasch nach der Diagnose eingestellt und sich all die Jahre gehalten. Eigentlich hat sie sich über die Jahre hin noch verstärkt. Dankbar sein für alles und sich nicht ärgern. Ärgere ich mich dennoch einmal, hält das nicht länger als eine Minute an. Wenn ich an früher denke, da war das ganz anders. Heute sage ich mir: »Wozu soll ich mich ärgern? Das ist es nicht wert.« Und schon ist es vorbei. Das heißt aber nicht, dass ich mich wie ein Mäuschen verhalte. Wenn mir etwas nicht passt, sage ich klar meine Meinung. Als mündiger Mensch muss man sich auf die eigenen Füße stellen. Aber ohne sich zu ärgern!

Tipps von Edeltraud Haischberger

Den Fokus auf Gesundheit stellen

Viele Menschen rühren viele Jahre lang in Gesprächen in der Krankheitssuppe. Bedenken Sie, unsere Gedanken gestalten unser Leben. Wo sind die Gedanken, wenn die Geschichte immer und immer wieder erzählt wird? Genau – bei der Krankheit.

Stellen Sie den Fokus auf ein wunderbares Bild, wo Sie sich vollkommen gesund sehen und *fühlen*.

Holen sie das Bild immer wieder her. Immer wieder.

Legen Sie sich eine Standardantwort zurecht, wenn Sie jemand fragt: »Wie geht es dir?«
Ich rate meinen Klienten, nicht immer zu sagen, wie es ihnen wirklich geht. Stellen Sie sich vor, Sie sagen: »Mir geht es echt schlecht!« Was passiert? »Meine Güte, ja, du siehst ja wirklich schlecht aus, du tust mir so leid!« Wie fühlen Sie sich? Ihre Energie fällt in den Keller. Ich rate meinen Klienten – egal wie es ihnen geht – zu sagen: »Danke, jeden Tag besser!« Was passiert? »Oh, na Gott sei Dank! Das freut mich!« Wie fühlen Sie sich jetzt? Und der zweite Effekt. Der Gesprächspartner erzählt ja alles wieder an andere weiter. Und wir alle spüren diese Energien. Wenn die anderen gut von Ihnen sprechen, baut das enorm auf. Und die Energie folgt diesen Worten.

Werden Sie großzügig (auch im Denken) und tolerant
Legen Sie nicht jedes Wort anderer Menschen auf die Goldwaage. Schauen Sie nicht, wie es andere machen, lassen Sie die anderen, wie sie sind. Und tun auch Sie, was Sie gerne tun und nicht, was andere von Ihnen möchten. Werden Sie großzügig auch zu Ihnen selbst. Sagen Sie »Nein«, wenn Ihnen danach ist.

Kümmern Sie sich um sich
Egal, was andere sagen: Hören Sie in sich hinein – was brauchen Sie gerade?

Kümmern Sie sich um sich, tun Sie sich Gutes. Was immer das sein mag. Vielleicht brauchen Sie einen Waldspaziergang, vielleicht ein Schläfchen, vielleicht Musik. Ganz egal, Sie sind dran, nehmen Sie das für sich in Anspruch!

Vertrauen Sie sich und Ihrem Körper
Sie sind wieder aufgestanden. Vertrauen Sie sich, dass Sie es schaffen, so zu leben, dass Sie vollkommen gesund sind. Vertrauen Sie sich und Ihrem Immunsystem. Wenn Sie sich schwer damit tun, arbeiten Sie mit Affirmationen: »Ich vertraue mir und dem Leben!« Oder: »Ich gehe vertrauensvoll in die Zukunft.« Sagen Sie das immer, wenn der Zweifel Sie plagt.

Steigern Sie Ihren Selbstwert
Seien Sie es sich wert, einmal »Ihre Welt« zu leben, egal was andere denken. Bleiben Sie beim Tisch sitzen, die anderen sollen abräumen. Geben Sie Ihren Bürokollegen die Chance, etwas von Ihrer Arbeit zu übernehmen. Seien Sie es sich wert, zu träumen und gut für sich zu sorgen.

Wenn die Welt rundum zu laut ist – ziehen Sie sich zurück
Und ich meine nicht in ein anderes Zimmer, sondern auf die Alm oder in ein Kloster! Im Kloster haben Sie noch dazu den Vorteil, dass gut für Sie gesorgt wird und Sie trotzdem Ruhe haben, wenn Sie es wollen.

Bleiben Sie dran – an guter Energie
Aus eigener Erfahrung kann ich sagen, wäre ich nicht immer drangeblieben, an Vorträgen, Seminaren und guten Gesprächen, ich weiß nicht, ob alles so gut gegangen wäre. Es gibt überall Vorträge über alternative Heilmethoden, über die Kraft der Gedanken, über interessante Themen, die unser Leben leichter machen. Nützen Sie das Angebot, es hebt die Energie und stützt das Immunsystem.

Leben Sie Ihre Hobbys
Was haben Sie schon als Kind gerne gemacht? Drachen bauen? Tun Sie es, besuchen Sie einen Kurs und tun Sie es. Egal ob Gärtnern, Tanzen, Klavierspielen oder sonst was, machen Sie es. Worauf sollen wir warten? Ich mache ein Seminar »Strichmännchen zeichnen!« Absurd – aber mir taugt das! Ich habe auch einen Radiokurs gemacht und sende jetzt wöchentlich Wohlfühltipps durch den Äther! Sie können die Sendungen auf www.haischberger.at hören – das tut gut und baut auf.

Überprüfen Sie immer wieder Ihre Einstellung zum Leben
Jeder von uns hat so seine Eigenheiten. Viele sind gut, manche könnte man auf den Mond schießen. Zum Beispiel: Kaum kündigt sich Mutter an, wird die Wohnung auf Hochglanz gebracht, weil man wieder zum braven Kind wird. Ein Muster, das längst nicht mehr stimmt. Weg damit, und zwar bleibend. Solche Muster machen das Leben schwer, drum

immer wieder schauen, was nervt und sich fragen: Muss das sein? *Wir* bestimmen unser Leben und sonst niemand. Legen Sie neue Wege fest. Und gehen Sie diese auch!

Leben Sie Ihre Talente

Jeder von uns bringt Talente mit! Überlegen Sie, was haben Sie als Kind schon gerne gemacht? Lassen Sie diese Talente aufleben. Bauen Sie Flieger zusammen, machen Sie einen Theaterworkshop, wenn Sie Verkleidungen lieben. Malen oder schreiben Sie. Egal was rauskommt, es muss nur *Ihnen* Spaß machen und sonst niemandem. Glauben Sie mir, ich habe auch schon viel nachgeholt.

Leben Sie das Kind in Ihnen!

Immer wussten die »Großen« besser, was uns guttut. Und wir haben brav funktioniert. Unser Kindsein ist auf der Strecke geblieben. Fangen Sie an zu fühlen, was möchte das kleine Kind in Ihnen? Was hat es in der Kindheit nicht bekommen, »weil man brav ist«, oder »weil es sich nicht gehört«, oder »weil es so besser für uns ist«? Fühlen Sie hinein, was haben Sie hier aufzuholen?

Hören Sie auf zu denken: »Ja, was sagen da die anderen?«

Viel zu oft »verbiegen« wir uns und verlassen unseren Weg, weil »die anderen« sonst beleidigt sind und vielleicht schlecht von uns denken. Gehen Sie Ihren Weg, ganz egal, ob irgendwer was denkt oder nicht. Sie sind ein wertvoller Mensch, leben Sie das auch.

Schreiben Sie mindestens 30 Wünsche auf, die Sie im Leben verwirklichen möchten

In der Praxis höre ich oft: »30 Wünsche? Ich hab ja eh alles, ich möchte nur gesund sein!« Dieser Wunsch gilt nicht, denn das ist ja normal. Fragen Sie sich, was habe ich als Kind gern getan oder was hätte ich gern getan, aber durfte ich nie? Denken Sie nach, was bringt Freude ins Leben? 30 Wünsche, die Ihr Leben verändern können und werden, wenn Sie es tun.

Bunkern Sie Lebensfreude. Freude ist der direkte Weg zur Gesundheit.
Überlegen Sie jeden Tag, was könnte mir heute eine Freude machen. Meist sind es Kleinigkeiten. Eine alte Freundin/einen alten Freund besuchen. Ein Spaziergang im Wald. Ein Besuch einer Therme. Ein Frühstück mit einer Freundin im Café. Suchen Sie sich täglich irgendeine Tätigkeit, wo Ihr Herz singt und lacht.

Im Zuge der Recherchen für dieses Buch habe ich bei einigen Ärzten angefragt, ob sie einen Beitrag zu diesem Buch machen möchten und ob ihnen ehemalige Patienten bekannt sind, die vielleicht den Lesern ihre Erfahrungen mitteilen möchten. Der Arzt, der mir binnen kurzer Zeit über ein Dutzend seiner Patienten genannt hat, die zu einem Interview bereit wären, ist Allgemeinmediziner Dr. Helmut Retzek aus Vöcklabruck. Ein engagierter Verfechter seiner Zunft, ein Arzt, wie man ihn sich als Patient nur wünschen kann.

Drei seiner Patienten berichten im Folgenden von ihren Erfahrungen. Im Anschluss an diese finden Sie die Ausführungen von Dr. Retzek zum Thema »Gesundheitliche Nachsorge«.

Selbst ist die Frau

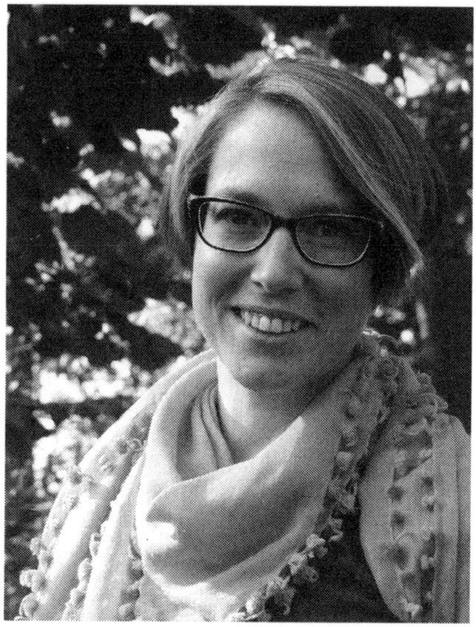

Silke Gugenberger-Wachtler

Ich bin geheilt! Alles ist weg. Ich bin gesund und fühle mich sehr gut. Vor ein paar Jahren war das leider gar nicht der Fall. Es war Frühjahr 2011, als ich die Diagnose »B-Zell-Lymphom« erhielt. Es war ein sehr großes Lymphom im Brustkorb. Nach der OP bekam ich acht Zyklen Chemotherapie. Die Chemo hat gut angeschlagen, das Lymphom war weg und auch sonst alles im grünen Bereich. Ich wurde quasi als geheilt entlassen. Ein viertel Jahr später, im Februar 2012, dann der Schock: Das Lymphom war zurück. Ich hatte mich inzwischen gut über meine Erkrankung informiert und viele Studien gelesen und kannte daher die wissenschaftliche Prognose. Die besagt: Kommt es nach einer Chemotherapie mit Antikörpern innerhalb des ersten Jahres zu einem Rezidiv, hat man nur eine geringe Überlebenschance. Gerade einmal 20 Prozent gaben sie mir, die nächsten fünf Jahre zu überleben. Zu wenig, wenn man jung ist und leben will. Ich war da gerade einmal 32 Jahre alt, mein Sohn erst drei! Das kann es jetzt nicht gewesen sein, dachte ich mir. Mit mir nicht!

Im Spital haben sie mir gesagt, ich solle sofort eine Hochdosis-Chemo machen und auch eine Stammzellentransplantation. Da ich wusste, dass mir das erst recht mein ganzes Immunsystem kaputtmachen würde, habe ich meine Zweifel angemeldet. Da machten sie mir massiven Druck. »Sie sterben, wenn Sie das nicht machen«, bekam ich immer wieder zu hören. Einmal standen sechs Ärzte ums Bett herum und haben auf mich eingeredet. Ich wollte aber Zeit schinden und drängte auf eine erneute Untersuchung ein paar Wochen später, sie aber wollten sofort die Chemo. Dann habe ich mir Bedenkzeit herausgeholt, indem ich gesagt habe, ich mache eine Woche Urlaub. Dann habe ich den Termin noch zweimal verschoben und schließlich bekam ich, sechs Wochen nach der Rezidivdiagnose, doch noch eine zweite Untersuchung. Und welch Wunder! Der Tumor war auf die Hälfte seiner Größe geschrumpft. Die Ärzte waren ungläubig und sehr überrascht. »Das gibt es nicht, so einen Fall hatten wir noch nie, man wird nicht einfach so gesund«, hat einer von ihnen zu mir gesagt.

Was war passiert? Da mir die Schulmedizin offenbar nicht wirklich helfen konnte, denn sie behandelt nur die Symptome und nicht mögliche Ursachen, hatte ich mich seit Wochen selbst darüber informiert, was man alles tun kann, um sich selbst zu heilen. Ich bin auf das Buch »*Geheilt! Wie Menschen den Krebs besiegten*« gestoßen, das hat mir sehr geholfen, indem es mich aufgebaut hat. Ich las diese Heilungsgeschichten, darunter auch »Spontanheilungen«, und habe mir gedacht: »Wenn die das können, kann ich das auch!« Auch habe ich zwei im Buch angeführte Personen kontaktiert und das hat mir sehr geholfen. Auf der Homepage www.pubmed.com habe ich viele Studien gefunden und mich somit selbst weitergebildet. Ich wurde ein echter Studienfreak.

Und so ist es gekommen, dass ich meinen ganzen Lebensstil komplett umgestellt und meine Gesundheit selbst in die Hand genommen habe. Ich habe immer mehr für mich entdeckt, was mir guttun könnte. Als Erstes habe ich die Entgiftung meines Körpers angekurbelt und mein Immunsystem gestärkt. Durch die Chemo wurden ja auch die gesunden Zellen geschädigt und so führte ich jetzt vieles zu, um mich und meinen Körper zu stärken. Konkret habe ich Chlorella-Algen als Presslinge genommen – anfangs bis zu 60 Stück pro Tag –, viel Lapachotee getrunken, Vitamin D supplementiert, viel Obst, Gemüse und Gewürze zu mir genommen, die nachweislich starke Antitumor-Fähigkeiten besitzen, homöopathische Mittel genommen und vor allem auch meine Ernährung völlig auf vegan umgestellt. Ich esse seither sehr viel Rohkost und presse mir täglich frische Obst- und Gemüsesäfte, die ich mit einem kräftigen Schuss Leinöl versehe – alles natürlich bio.

Und ganz wichtig: Seit dem Rezidiv arbeite ich geistig an mir. Das ist das Um und Auf, um gesund zu sein. Damals habe ich mir immer wieder gesagt: »Ich bin gesund, ich bin gesund, ich bin gesund …« hunderte Male. Stundenlang. Immer und immer wieder. So lange, bis ich es geglaubt habe, bis ich wirklich die absolute Gewissheit hatte, bis ich es felsenfest wusste: »Ja, ich bin gesund!« Denn wovon ich überzeugt bin, das schaffe ich auch.

Dieses »Sich-gesund-Denken« hat mir auch geholfen, meine Ängste in den Griff zu bekommen. Und klar hatte ich die. Wenn man hört, dass man nur 20 Prozent Überlebenschance hat, der Tod also schon in jungen Jahren anklopft, wer hat da keine Angst? Und so habe ich natürlich oft auch an das Sterben gedacht, an mein Begräbnis, aber: Wenn ich mich bei diesen Gedanken ertappt habe, habe ich mir bewusst eine schöne Szene ausgedacht und sie visualisiert. Es musste eine emotionale und positive Szene sein. Und so habe ich mir vorgestellt, wie mein jetzt noch kleiner Sohn sein Maturazeugnis öffentlich überreicht bekommt und ich im Saal sitze und ihm voll Stolz und Freude dabei zusehe und klatsche. Und so stellt sich dann wieder ein positives Gefühl ein, ein »ich bin gesund und werde lange leben«-Gefühl.

Eine andere Lieblingsszene: Ich gehe mit meinem Mann Arm in Arm spazieren, die Sonne scheint, wir sind bereits betagt und glücklich.

Ängste verschwinden natürlich nicht so schnell und wenn ich etwas im Körper spüre, kommt schnell mal der Gedanke, ob denn da wieder was Schlimmes ist, aber: Ich mache mir diesen Gedanken bewusst, sage mir, diese Angst ist auch wichtig, sie erinnert mich daran, auf mich zu achten, aber ich lasse mich von ihr nicht mehr beeindrucken und schon gar nicht beherrschen.

Und nachdem ich zwei Jahre so gelebt hatte, war ich wirklich gesund! Was davon gewirkt hat, ob mich ein Teil oder alles zusammen gesund gemacht hat, das kann ich nicht sagen, aber es hat gewirkt. Die Ärzte im Spital glauben immer noch, dass sie recht hätten und dass man als Patient selbst nichts machen kann. Das zeigt nur, wie wenig sie verstehen und wissen. Einer von ihnen meinte dann, ich hätte eben eine Spontanheilung gehabt, das komme manchmal halt vor. Und zuletzt wurde die Diagnose das Rezidiv betreffend sogar angezweifelt und es wurde gesagt, vielleicht sei die Diagnose ja falsch gewesen. Sie vertreten diese Meinung einfach aus dem Grund, weil sie zuerst gesagt haben, dass es mein sicheres Todesurteil wäre, wenn ich die Hochdosis-Chemo nicht mache. Und weil ich die Sache dennoch überlebt habe, obwohl ich als Patient ja nichts hätte machen können, müsse es eben eine Fehldiagnose oder eine Spontanheilung gewesen sein, die natürlich nichts mit meiner Lebensumstellung zu tun haben könne. Es passt eben nicht in ihr Weltbild, dass man Krebs auch mit Alternativen zur Chemo heilen kann.

Apropos »Spontanheilung«: Meine Oma bekam zur selben Zeit akute Leukämie (also nicht die chronische Form, die ältere Menschen oft »überleben«, weil sie ohnehin vorher an anderen Dingen sterben). Sie war fast 80 Jahre, es ging ihr äußerst schlecht. Es gab offenbar keine Hoffnung mehr und die Ärzte schickten sie nach Hause zum Sterben. Es wurde uns gesagt, es könne sich nur um Tage handeln, bis sie das Zeitliche segnete. Man könne nichts mehr tun. Das ist jetzt mehr als zwei Jahre her. Damals war sie wirklich halbtot, aber heute? Es geht ihr gut! Wieder eine unerklärliche Spontanheilung? Nein, wir ließen sie behandeln mit Homöopathie, auch Lapachotee, Chlorella-Algen, hochdosierten Vitamin-C-Infusionen und allerlei anderen natürlichen Nahrungsergänzungen.

Nach meiner Heilung habe ich in Dr. Helmut Retzek nun einen Arzt meines Vertrauens gefunden, der nicht nur pharmagetriebene Studien kennt, sondern auf seiner Homepage www.homeopathy.at auch »alternative« Studien zu allen möglichen Krankheiten zusammenfasst und publiziert. Dr. Retzek berät und unterstützt mich auch im Bereich Schwermetallausleitung. Ich habe meinen Körper bei ihm auf Schwermetalle testen lassen und dabei wurde eine Quecksilbervergiftung festgestellt. Diese kam vermutlich durch meine Amalgamplomben, Impfungen und Ähnliches zustande.

Vor kurzem habe ich nun auch endlich meine Zähne regulieren lassen. Nach einigem Suchen habe ich eine Zahnärztin gefunden, die sich auskennt, wie man Amalgam entfernt, ohne dass es zu einer Belastung für den Körper kommt. Pro Sitzung zwei Zähne, zwischen den Sitzungen immer zwei, drei Monate Pause. Dazu habe ich auch meinen Körper weiterhin mit Chlorella-Algen entgiftet.

Sehr dankbar bin ich meiner ganzen Familie, die mich von Anfang an voll unterstützt, mich in meinen Entscheidungen bestärkt und diese nicht in Zweifel gezogen hat. So ein Rückhalt ist enorm wichtig. Mir zuliebe haben sogar alle auf eine vegane Ernährung umgestellt, mein Mann und meine Mama – ich danke euch sehr. Ihr Rückhalt hat mir auch im Umgang mit der Erkrankung geholfen, die ich von Anfang an nie verheimlicht habe. Im Gegenteil, ich bin sehr offen damit umgegangen. So habe ich auf Facebook gepostet, dass sich alle vorstellen sollen, dass ich gesund bin, und das haben viele gemacht, es war wirklich toll. Ich weiß, dass Krebs für manche Leute immer noch ein Tabuthema ist, über das man nicht spricht, denn »was könnten denn die Leute denken?«, bla, bla, bla. Darauf pfeife ich. Die Leute können gerne sehen, dass man es schaffen kann, dass man gesund werden kann. Und davon war ich von Anfang an überzeugt: Daran sterbe ich nicht. Ich werde gesund. Das war mein Entschluss von Beginn an. Und so ist es.

Dankbar, nach allem, was war

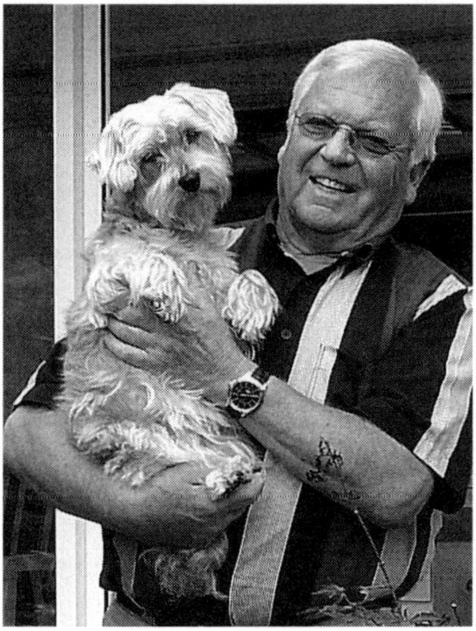

Lothar Berger

Es begann alles während eines Aufenthaltes in Ägypten. Ich war schon pensioniert, meine Frau Evelyn hatte Urlaub und wir gönnten uns noch ein paar Sonnentage am Roten Meer. Um die Mittagszeit des 12. Dezember 2004 (meine Heimat Deutschland bereitete sich mit dem dritten Advent auf Weihnachten vor) wurde ich mit einer bösen Überraschung konfrontiert. Bei einem Toilettengang sah ich plötzlich Blut im Urin, sehr viel Blut. Aus heiterem Himmel, ohne Schmerzen, ganz einfach so! Das Hotel beschäftigte einen eigenen Arzt, den meine Frau sofort telefonisch verständigte. Ich war so unbedarft hinsichtlich der Blutung, dass ich mit meiner Frau noch schimpfte, weil ich durch das Warten auf den Arzt mein Mittagessen verpasste. Dem Arzt stand kein Ultraschallgerät zur Verfügung, deshalb wurde ich nur mit Medikamenten versorgt und darauf hingewiesen, zu Hause sofort einen Urologen aufzusuchen. Ich glaube, meine Frau, eine erfahrene Krankenschwester, ahnte damals bereits, was mit mir los war, wollte mich aber nicht unnötig beunruhigen. So verlebten wir die verbleibenden Urlaubstage in Ungewissheit und mit gemischten Gefühlen. Zu Hause angekommen ging es dann Schlag auf Schlag. In der urologischen Abteilung der Kreisklinik Altötting stand die Diagnose schnell fest: Es war brandeilig, die Dinge überschlugen sich, ich bekam sofort ein Bett zugewiesen und zwei Tage später wurde ich operiert.

Die Station war wegen der Weihnachtsfeiertage wenig belegt, so hatte ich ein Zweibettzimmer für mich allein und viel Zeit, meinen Gedanken nachzuhängen. Natürlich sprach und las man viel über Krebs, das passiert täglich, aber doch nicht *mir*! Ich war 64 Jahre alt und außer ein paar Wehwehchen im Grunde kerngesund. Bisher! Und dann gleich zwei Karzinome in der Blase!? Vieles an klarem und wirrem Gedankengut stürmte auf mich ein. Ich war todunglücklich und haderte mit meinem Schicksal. Am zweiten Weihnachtsfeiertag traf ein Tsunami ungeheuren Ausmaßes auf die Küsten in Fernost. Vom Krankenbett aus verfolgte ich am Bildschirm die entsetzliche Verwüstung, das Leid der Menschen, die neben dem Verlust ihrer Existenz in vielen Fällen auch mehrfach ihre Angehörigen verloren hatten! Mir wurde mit einem Mal bewusst, dass es Schlimmeres gab als das, was mir zugestoßen war. Im Gegensatz zu diesen Menschen lag ich doch bestens versorgt in einem sauberen Bett und empfand eine beginnende Dankbarkeit, dass bei mir doch eigentlich alles ganz gut abgelaufen war. Ich sah wieder positiver in die Zukunft, weil beide Karzinome noch rechtzeitig entfernt werden konnten und die Muskelschicht der Blase noch nicht befallen war. Die Wahrscheinlichkeit tumorfreier Schnittstellen war durchaus gegeben und mit der Option einer Chemotherapie wurden die Heilungschancen weiter erhöht.

Nach meiner Entlassung aus dem Krankenhaus erfuhr ich bei einem der Nachsorgetermine von einem Patienten, dass in Vöcklabruck in Österreich ein Allgemeinmediziner Krebspatienten homöopathisch behandeln würde. Ich recherchierte im Internet nach diesem Arzt namens Dr. Helmut Retzek, bekam rasch einen Termin und fasste bereits bei der Erstanamnese volles Vertrauen zu ihm. Da in der Familie mütterlicherseits fast alle Angehörigen an Krebs erkrankt und verstorben waren, sah er die Gefahr weiterer Karzinome in der Blase und in einer möglichen Darmkrebserkrankung. Seine Verordnungen in homöopathischer Hinsicht sind erfolgreich gewesen. Harnblase und Darm waren in den vergangenen zehn Jahren diesbezüglich stets ohne Befund.

Im Mai 2005 zeigten sich plötzlich erhebliche Probleme beim Wasserlassen. Eine Spiegelung der Harnblase ergab, dass der Harnleiter der linken Niere am Einlass der Blase stark verwachsen und die Niere stark angestaut war. Genau an dieser Einlassstelle war im Dezember 2004 eines der beiden Blasenkarzinome entfernt worden. Die Narbe dort hatte sich verändert und zu einer Verengung geführt. Narbenverengungen, beispielsweise im Harnleiter oder der Harnröhre, werden im Medizinischen »Strikturen« genannt. Unter Narkose wird die Verengung über einen Katheter durch einen Einschnitt mit einem scharfen Instrument oder mithilfe eines Lasers therapiert. Zehn Wochen später trat erneut eine Striktur auf. In diesen Abständen ging es dann drei Jahre so weiter. Die regelmäßigen operativen Entfernungen von Narbengewebe führten zu neuen Verletzungen mit der Folge, dass an diesen Stellen neue Strikturen entstanden. Der behandelnde Chefarzt hatte das zweifelhafte Vergnügen, entweder in der Harnröhre oder in der Harnblase, einige Male sogar an beiden »Baustellen« tätig zu werden. Ein zermürbender Zustand, denn bei jedem Eingriff wurden Gewebeproben entnommen und im Labor untersucht. Ich durchlebte ständig die Ungewissheit und Angst vor einem pathologisch positiven Ergebnis. Mehrere Versuche, den Harnleiter zu schienen, also mit einer Art Stent zu weiten bzw. offenzuhalten, schlugen fehl. Nach einigen Wochen traten Schmerzen beim Sitzen auf, entweder weil der Fremdgegenstand im Harnleiter nicht so elastisch war und sich den Bewegungen nicht anpasste oder weil er in die Harnblase abgerutscht war. Was für ein Zustand! Nie war ich vor dem nächsten Verschluss sicher. Alles stand buchstäblich in den Sternen: Urlaubsplanung, Einladungen, Besuche. Ich lebte nur noch von einem Tag auf den anderen. Zu dieser Zeit war ich ehrenamtlich sehr engagiert und als Vorsitzender in mehreren kirchlichen Gremien tätig. Leider musste ich durch die vermehrten Ausfälle mehr und mehr die Aufgaben meinem Stellvertreter übertragen, bis ich eines Tages alles aufgeben musste.

Wie bereits erwähnt, wurden die Resektionen unter Einsatz von Narkotika durchgeführt. Auch das forderte seinen Tribut: Mein Immunsystem wurde erheblich geschwächt und anfälliger für Krankheiten aller Art. Besonders die Harnwege waren davon betroffen, denn mit den Kathetern gelangten auch Bakterien in die keimfreien Zonen. Also traten oft Entzündungen in der Harnröhre, in der Blase, einige Male sogar im linken Nierenbecken auf und wurden mit Antibiotika behandelt. Durch den häufigen Einsatz der Antibiotika traten Resistenzen auf und das hatte zur Folge, dass in einem weiteren Notfall kein Mittel mehr zur Verfügung gestanden hätte. Es dauerte oft sechs bis acht Wochen, bis die Entzündungen abgeheilt waren, aber da stand bei mir manchmal schon die nächste Resektion ins Haus. Ein Teufelskreis, aus dem es keinen Ausweg gab.

Von 2004 bis 2006 war ich zudem viermal von einem Hörsturz im linken Ohr betroffen. Ein Hörsturz kann viele Ursachen haben, aber ich bin davon überzeugt, dass hier die seelische Belastung eine große Rolle gespielt hat.

Im November 2006 trat wieder eine neue Situation ein: Nach einem dieser für mich schon routinemäßigen Eingriffe teilte mir der Chefarzt bei der Visite mit, dass fünf Prozent von dem entnommenen Prostatagewebe mit Krebs befallen seien. Inzwischen war ich 66 Jahre alt, in diesem Alter, so der Chefarzt, sei die Prostata medikamentös gut behandelbar. So machte ich mir keinen Stress und keine großen Gedanken darüber.

Gut zwei Monate später aber dann der Hammer! Ende Januar 2007 wurde nach einer Biopsie festgestellt, dass die Prostatakapsel vollständig verkrebst war. Wie der Chefarzt sagte, handelte es sich dabei um einen unvermutet schnell wachsenden Tumor, der sofort entfernt werden müsse. Die Kapsel wäre noch geschlossen und mit Metastasen sei nicht zu rechnen. Später sagte er mir einmal, so sicher, wie er sich gegeben hatte, wäre er gar nicht gewesen. Rückblickend gesehen glaube ich, dass diese Strikturen auch ihr »Gutes« hatten. Ohne die ständige Überwachung des entnommenen Gewebes wäre es irgendwann einmal zu spät gewesen. Denn wer begibt sich schon gern und häufig und noch dazu beschwerdefrei in ärztliche Behandlung?

Doch zurück zur Diagnose des Arztes: Da ich bereits die letzten drei Jahre damit verbracht hatte, regelmäßig krank zu sein, nahm ich seine Nachricht zunächst ziemlich gelassen auf. Ganz anders meine Frau, die mit ihrem medizinischen Sachverstand die Tragweite dieser Eröffnung sofort erkannte.

Die Zeit bis zur OP verwandte ich darauf, alles über Prostatakrebs zu lesen und zu erfahren, was irgendwie möglich war. Bei mir war eine komplette Entfernung der Prostata unumgänglich. Angst hatte ich vor diesem großen Eingriff (sieben Stunden) nicht, wusste ich mich doch in guten Händen. Doch das Wie und Was danach brachte mich seelisch in Bedrängnis. Es folgten bange Tage, schlaflose Nächte. Ich wusste, dass neben der vollständigen Entfernung der Prostata auch die Kapsel, Samenbläschendrüsen sowie der örtliche Lymphknoten dem Messer zum Opfer fallen würden. Außerdem hatte ich, je nach operativem Verlauf, mit einem möglichen Verlust der Gefäßnervenbündel zu rechnen. Damit wären eine mögliche Erhaltung meiner postoperativen Potenz sowie die Wiedererlangung der Kontinenz infrage gestellt worden.

Hier möchte ich mich besonders bei meiner Frau bedanken, die mir in dieser Zeit liebevolle Unterstützung und Anteilnahme entgegenbrachte. Wir konnten beide offen und ehrlich die Situation besprechen, eine Situation, die nicht nur mich, sondern auch sie betraf.

Als praktizierender Katholik bat ich im Gespräch mit Gott um Hilfe und Stärke; ich suchte sehr oft und gerne eine leere Kirche oder auch die Krankenhauskapelle auf, manchmal auch ohne zu beten. In der Ruhe fand ich zu mir selbst, schöpfte Hoffnung und gelegentlich sah ich Licht am Ende des Tunnels. Im Vertrauen zu Gott und dank der homöopathischen Begleitung durch Dr. Retzek sowie der großartigen Leistung des OP-Teams war ich gesundheitlich bald wieder auf den Beinen und nahm noch im Krankenhaus und in der anschließenden Reha mit großem Elan das Beckenbodentraining auf, um bald wieder »dicht« zu werden. Auch nach der Reha besorgte ich mir für drei Monate ein Physiotherapiegerät für Beckenbodentraining, um zu Hause weiter an mir arbeiten zu können. Zäh und mit großer Ausdauer schaffte ich das Ziel: Acht Wochen nach der großen OP verlor ich keinen Tropfen Urin mehr, weder beim Husten noch beim Niesen, Heben usw. So ist es bis heute geblieben!

Noch etwas zur Reha, etwas, was mich wieder zufriedener mit meinem Zustand machte. Die Reha-Maßnahmen wurden in Bad Griesbach durchgeführt. Dort werden neben einer urologischen Abteilung auch anderweitige medizinische Rehabilitationen durchgeführt. Leider wurden mir dort Dinge bekannt, die ich hier nicht beschreiben möchte. Nur so viel dazu: Als ich das Elend dort sah, wurde ich ganz klein und zufrieden mit dem, was ich zu »tragen« hatte.

Eines blieb mir jedoch nicht erspart: Schon bald nach der Reha schwebte das Damoklesschwert in Form der gefürchteten Strikturen erneut über mir. Wieder war eine Nahtstelle zum Problem geworden. Durch die Entfernung der Prostata musste schließlich eine Verbindung von Harnblase und Harnröhre hergestellt werden. Und genau da entstand ein neuer Herd für Verwachsungen. Zusammen mit den bereits erwähnten Strikturen sorgten diese weitere fünf Jahre dafür, dass keine Langeweile in mir aufkam. Das Ende der Fahnenstange war am 13. Februar 2012 erreicht. An diesem Datum hatten die Ärzte und ich seit 2004 die 45. Striktur hinter uns gebracht.

Obwohl die medizinische Forschung ständig großartige Neuerungen und Erfolge aufweist, gegen diese Narbenbildung (wenn jemand dazu neigt) war und ist kein Kraut gewachsen. Der behandelnde Chefarzt glaubte zwar immer daran, dass durch ständiges Lasern an den Vernarbungen einmal der Zeitpunkt kommen werde, an dem eine Verhärtung eintritt, die ein Nachwachsen von Gewebe unmöglich macht. Ich weiß nicht, ob und wann der Zustand je erreicht worden wäre. Auf jeden Fall hielt man sich die Option einer Verlegung des Harnleiters auf einen andern Teil der Harnblase oder aber auch die Implantation einer künstlichen Harnblase offen.

Wieder erhielt ich Hilfe von anderer Seite. Und wieder einmal war es Dr. Helmut Retzek. Er wusste um die Problematik und Anfang 2012 erzählte er mir von einem Artikel eines indischen Homöopathen. Dieser berichtete, dass der Ellenbogen des Kindes nach einer schweren Verbrennung durch narbige Strikturen völlig immobilisiert war. Durch eine irrtümlich verlängerte Einnahme (ein Jahr lang anstatt wie angeordnet eine Woche lang) von Thiosinaminum wurde der Arm praktisch wieder beschwerdefrei und voll beweglich.

Dr. Retzek war der Meinung: »Narben sind Narben, ob außen oder innen, was macht das für einen Unterschied? Wir probieren es aus!« Der Versuch lohnte sich: Durch dieses Mittel bin ich beschwerdefrei geworden.

Seither hat sich wieder alles normalisiert. In den Jahren der Erkrankung fiel es mir zunehmend schwerer, mit anderen zu kommunizieren. Ich empfand alles als belangloses Gerede. Alltagsbegebenheiten, Fernsehberichte und dergleichen waren für mich fast vollkommen uninteressant. Oft dachte ich für mich: »Sind das die ganzen Sorgen, die ihr habt?« Meine Prioritäten hatten sich verändert und ich stellte fest, dass ich mehr und mehr mit mir selbst beschäftigt war. Ich zog mich vollkommen zurück. Meine Frau, meine Tochter, Freunde und Bekannte hatten darunter zu leiden. Dafür bitte ich nachträglich um Verzeihung.

Medizinisch gesehen bin ich dem Tod zweimal von der Schippe gesprungen. Wie der behandelnde Chefarzt einmal sagte, hätte er mit zwei schweren Krebsoperationen, einer Chemotherapie, den bereits erwähnten 45 Resektionen, über 50 Narkosen und kleineren Eingriffen gar nicht gerechnet und ich hätte in langen stationären Klinikaufenthalten die Facetten der Urologie kennenlernen dürfen.

Nach den Jahren langen Krankseins erlebte ich anfangs vieles neu: Die Sonne schien heller, das Blau des Himmels leuchtete tiefer, die Natur war prachtvoller.

Diese euphorische Wahrnehmung fiel inzwischen dem Alltag zum Opfer, doch meine Persönlichkeitsstruktur hat sich, wie ich von anderen höre, sehr positiv verändert. Ich lebe bewusster, nehme mich nicht mehr so wichtig. Ich kann mich gut abgrenzen, lebe für die Familie und nicht nach dem Fahrplan anderer Menschen: Das Bestreben, es allen recht zu machen, habe ich abgelegt, diesem Druck setze ich mich nicht mehr aus und ich kann wieder »Nein« sagen. Es spielt keine Rolle mehr, ob das Oberhemd mit Karomuster oder die Beinweite der Hose im Modetrend liegen. Mein Interesse an elektronischen Kommunikationsmitteln ist geblieben, aber ich muss nicht mehr mit der neuesten Errungenschaft ausgestattet sein. Ich freue mich am Bad der Amseln in der Vogeltränke, schaue gerne den Meisen im Futterhäuschen zu. Ich gewinne jedem Tag das Beste ab. Ich schimpfe nicht mehr auf das Wetter. Es ist im Wintergarten auch ganz schön und ich genieße dann das Trommeln der Regentropfen auf der Verglasung.

Während der Krankenhausaufenthalte und der Reha bin ich oft mit gesundheitlichem Leid konfrontiert worden. Das hat auch meine Einstellung zum Erhalt der Lebensqualität geändert. Ich halte mich fit mit Radfahren und flottem Gehen. Täglich! Ich trinke tagsüber 2,5 Liter Wasser, das ist gut für Nieren und Blase, zudem bleiben dadurch auch Blutbahnen und Zellgewebe elastisch. Dr. Retzek hilft mir, den Säure-Basen-Haushalt im Körper in seinem Gleichgewicht zu halten. Das wirkt vorbeugend gegen viele Erkrankungen und hält Gicht und Arthrose fern. Unterstützt werde ich durch meine Frau. Sie überwacht die pünktliche und regelmäßige Einnahme der Medikamente und sorgt für eine ausgewogene Ernährung.

Ich bin dankbar geworden für viele Dinge, die ich früher nicht geschätzt und für selbstverständlich gehalten habe: So danke ich Gott, dass ich morgens ohne gesundheitliche Einschränkung aufstehen darf, dass ich geistig klar und nicht dement bin, dass Rente und Pension gesichert sind, bin dankbar für den familiären Zusammenhalt und dass wir in Europa seit fast 70 Jahren in Frieden leben dürfen. Diese Aufzählung könnte ich weiterführen, ich belasse es bei diesen Beispielen.

Inzwischen bin ich 74 Jahre alt geworden, das verdanke ich den behandelnden Ärzten der Urologischen Abteilung in Altötting, der homöopathischen Obhut von Dr. Helmut Retzek, meiner Familie und allen, die mich in langen Jahren ertragen mussten und mir über die schwere Zeit hinweg geholfen haben.

Das Leben liegt in der Hand unseres Schöpfers; er kann es ändern! Er hat es getan und gab mir eine zweite Chance.

Ich bin und bleibe gesund

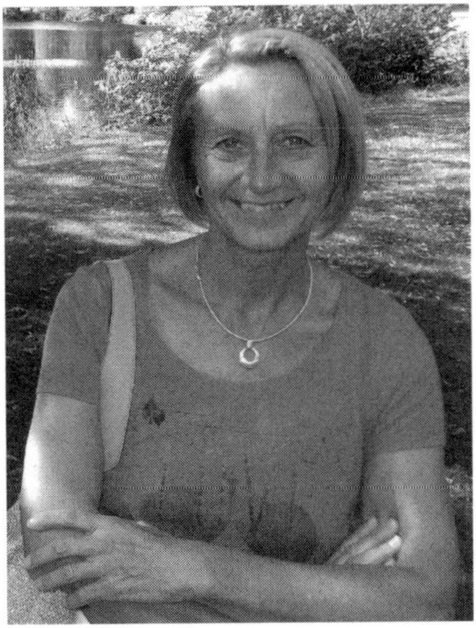

Ingrid Preitschopf

Meine Diagnose »Tumor in der Bauchspeicheldrüse« war eigentlich ein »Zufallsbefund«. Aber da ich nicht an Zufälle glaube, sondern daran, dass alles im Leben einen Sinn hat und nicht von irgendwoher kommt, war mir von Anfang an bewusst, dass dieser »Zufallsbefund« meine Chance war, die Krankheit zu besiegen und über mein weiteres Leben nachzudenken.

Ich ging damals nicht aus Vorsorge zur Gesundenuntersuchung. Ich war noch nie dort gewesen und hielt auch nicht besonders viel davon. Aber irgendetwas brachte mich im September vor einem Jahr dazu, zum Hausarzt zu gehen und diese Untersuchung zu machen. Und zwar ging ich auf der Stelle, als mir dieser Gedanke kam. Es war so ein Gefühl, ich weiß nicht, woher es kam.

Und siehe da: Es wurde ein erhöhter Leberwert gefunden. Nach zwei Wochen wusste ich, was ich alles *nicht* hatte. Nur der erhöhte Leberwert blieb. Und mein Gefühl, dass es etwas Ernstes war. Der Leberwert stieg, bis er schließlich so hoch war, dass ich im Krankenhaus, wo ich arbeite, unseren Leberspezialisten fragte, was das denn sein könnte. Nach einigen Untersuchungen wurde mir dann gesagt, dass ich einen Tumor in der Bauchspeicheldrüse habe. Eine ziemlich schlechte Diagnose. Meine Familie war fix und fertig. Meine jüngste Tochter war acht Jahre und begriff das noch gar nicht. Sie wurde nicht damit fertig, dass ich im Krankenhaus lag, und weinte jedes Mal, wenn sie mich besuchen kam, zwei Stunden lang.

Und wie ging es mir? Seltsamerweise schreckte mich die Diagnose nicht besonders. Ich fiel auch in kein tiefes Loch, hatte nicht wirklich Angst. Ich hatte schon viele Bücher über positives Denken gelesen und ich bin auch von Grund auf ein sehr positiver, fröhlicher Mensch. Das hat mir in diesen Tagen sehr geholfen. Ich dachte mir: So, jetzt weißt du, was es ist. Der Chirurg hat gesagt, dass man es sehr gut operieren kann und dass der Tumor noch nicht an die Organgrenzen stößt. Also glaubte ich ganz fest daran, dass alles gut ausgehen würde. Ich sagte mir hundert Mal am Tag Sätze vor wie: »Ich schaffe es. Ich werde wieder ganz gesund. Ich werde diese Krankheit besiegen.« Und auf eines zählte ich auch ganz besonders: Auf die Betreuung von Dr. Helmut Retzek. Er hatte schon meiner ebenfalls schwerst krebskranken Schwester geholfen. Ich rief ihn sofort nach der Diagnose an und noch am selben Tag bekam ich eine besondere Infusion, damit ich die OP gut überstehen würde, und einen Termin sofort nach meiner Entlassung aus dem Krankenhaus.

Meine größte Sorge galt in diesen Tagen mehr meiner Familie als mir selbst. Die schafften das nicht so gut wie ich. Das war wohl der Hauptgrund, warum ich mir eher unrealistische Ziele steckte. Ich beschloss in Gedanken, am 31. Oktober nach Hause zu gehen, weil meine Mädels da vier Tage schulfrei hatten. Meine Operation war am 23. September und alle Ärzte prophezeiten mir mindestens zwei Wochen Krankenhaus, da diese Art von Operation sehr schwer war – sie dauerte auch sechs Stunden.

Aber ich hatte schon als Kind einen sehr starken Willen (meine Eltern nannten mich Sturkopf). Nach eineinhalb Tagen verließ ich die Intensivstation, am vierten Tag nach der OP fragte ich zum ersten Mal, wann ich nach Hause dürfe (was Kopfschütteln auslöste), am nächsten Tag ging ich alleine im Garten spazieren – und: Am 31. Oktober um 17 Uhr holte mich meine Familie ab. Ich hatte es geschafft.

Leider kam nach ein paar Tagen noch ein kleiner Tiefschlag. Der Primar erklärte mir, dass in so einem Fall immer eine sechsmonatige vorbeugende Chemotherapie gemacht werde, um etwaige Zellen, die noch in meinem Körper herumschwirren und »schlafen« könnten, unschädlich zu machen, falls sie »aufwachen« würden.

Im ersten Augenblick lehnte ich die Therapie ab. Ich war überzeugt, solche Zellen nicht zu besitzen. Aber meiner Familie zuliebe beschloss ich, die Chemotherapie wenigsten drei Monate lang durchzuziehen.

Ich ging schon während der Chemotherapie wieder arbeiten, weil mir mein Job großen Spaß macht. Auch Heli Retzek riet mir bei unserem ersten ausführlichen Gespräch, alles das zu tun, was mir Spaß macht. Auch wenn das arbeiten während einer Chemotherapie bedeutet. Allerdings wurde mein Widerwillen gegen die Chemos von Woche zu Woche größer. Am nächsten Tag fuhr ich dann immer zu Heli Retzek, wo ich eine besondere Infusion bekam, damit ich die Chemos gut vertrage. Und bei jeder Chemo saß ich da und sagte mir, dass sie nur meinen schlechten Zellen schaden würde und sonst meinem Körper nichts anhaben könne. Es ist mir auch kein einziges Mal am nächsten Tag schlecht gegangen. Doch meine Abneigung stieg und stieg und schließlich auch meine Leberwerte. Alles, was man gegen seine innere Überzeugung macht, funktioniert wohl nicht. Nach einer CT-Kontrolle, bei der alles in Ordnung war, brach ich die Chemos ab. Ich war überzeugt, dass ich sie nicht brauchte und es auch so schaffen würde. Innerhalb eines Monats waren alle Werte wieder in bester Ordnung!

Meine Gesundheit stützt sich auf vier wichtige Dinge, die ich im Folgenden genauer beschreiben möchte:

– Behandlung bei Dr. Retzek
– Vitalfeldtherapie und Massagen
– Sport
– Meine Einstellung und geänderte Lebensweise

Behandlung bei Dr. Retzek

Wie schon gesagt, war ich schon vor der OP bei ihm. Ich schätze ihn und vertraue darauf, dass mir die Homöopathie hilft, gesund zu bleiben. Sobald ich wieder zu Hause war, hatte ich mit Heli ein ausführliches Gespräch über meine Situation, ich bekam ein homöopathisches Mittel und nach jeder Chemo eine Infusion. Und natürlich ein paar wichtige Tipps und Ratschläge, wie ich mich ernähren und was ich in meinem Leben ändern könnte.

Ein einfaches Mittel gegen böse Zellen ist laut Heli ein Zitronen-Smoothie (mit Schalen und Kernen). Hier ein besonderes Lob an meinen lieben Mann, der dieses Getränk seit beinahe einem Jahr fast täglich am Morgen zubereitet – ich muss es nur mehr trinken. Auch Himbeeren befinden sich täglich darin, da mir Heli den Tipp gab, das Buch »*Krebszellen mögen keine Himbeeren*« zu lesen. Das habe ich zwar bisher nicht geschafft, aber die Himbeeren befinden sich täglich in unserem Drink. Weiters riet er mir, sehr viel grünes Gemüse zu essen und so weit als möglich den Zucker (auch den versteckten) wegzulassen. Das ist der schwierigste Teil.

Auch nahm ich ein paar Monate lang ganz viele verschiedene Mittel für eine gesunde Darmflora, denn Gesundheit beginnt im Darm, so Heli.

Einen Rat habe ich mir besonders gut gemerkt und ich versuche ihn so oft wie möglich zu praktizieren: Alles tun, was Spaß macht – das ist gut für den Körper und somit für die Gesundheit!

Vitalfeldtherapie

Sofort nach meiner Entlassung ging ich auf Empfehlung einer Freundin zu einem Masseur, der auch auf Vitalfeldtherapie spezialisiert ist. Er kann mit einem speziellen Gerät feststellen, was in meinem Körper gerade nicht so rund läuft. Ob der Magen gerade belastet ist, die Zellen sich nicht so gut regenerieren, das Nervensystem strapaziert ist – alles lässt sich mit so einer Messung feststellen. Mit speziellen »Matten« wird der Körper dann bei der Behandlung unterstützt, damit diese Bereiche wieder »in den grünen Bereich« kommen. Anfangs ging ich alle vier Wochen, jetzt alle sechs Wochen. Und ich bin sehr begeistert.

Sport

Ich spielte auch vor meiner Krankheit schon sehr gerne Tennis und ging auch mehr oder weniger oft Walken. Als mir der Primar der Onkologie sagte, dass es Studien gäbe, in denen nachgewiesen worden sei, dass man mit leichtem Ausdauersport dreimal pro Woche sein Rückfallrisiko um 25 Prozent (!) senken könne, beschloss ich sofort, das zu machen.

Vier Wochen nach der OP begann ich am Hometrainer Fahrrad zu fahren und am Laufband zu walken. Seit Jänner spiele ich auch wieder Tennis. Und im Frühjahr begann ich zu laufen! Ich habe mir nie vorstellen können, dass ich das wirklich mache – aber es geht und es macht mir Spaß. Jetzt laufe ich regelmäßig, spiele Tennis und gehe seit kurzem auch wieder zur Gymnastik mit Entspannungsübungen. Den Sport dreimal pro Woche ziehe ich konsequent durch und fühle mich herrlich dabei.

Meine Einstellung und geänderte Lebensweise

Ich glaube, dass dies hier der wichtigste Teil ist. Alle vorher geschilderten Maßnahmen können wohl nicht helfen, wenn die innere Einstellung nicht passt oder die Angst bzw. die negativen Gedanken überwiegen.

Wie schon erzählt, habe ich es geschafft, die Phase der Ungewissheit, der Diagnose und der Zeit im Krankenhaus relativ gut zu überstehen. Meine Grundeinstellung war, dass alles gut ausgehen würde. Ich las zu der Zeit Bücher über positives Denken und übernahm daraus für mich sehr viele wertvolle Anregungen, wie man seine Gedanken steuern kann. Zum Beispiel versuchte ich keine negativen Sätze zu denken und schon gar nicht auszusprechen. Ich dachte, »Ich will wieder gesund sein«, statt »Ich will nicht krank sein.« So gut wie möglich formulierte ich in meinen Gedanken positiv. Das ist am Anfang oft schwierig, aber man lernt es. Am meisten störte mich während dieser Zeit im Krankenhaus die grundsätzlich negative Einstellung der meisten Ärzte. Immer wurde gleich das Schlechteste angenommen und vermutet. Man sagte mir, ich müsse meine Krankheit endlich akzeptieren.

Auch versuchte ich zu ergründen, wie ich wohl zu dieser Erkrankung gekommen war. Was sie mir sagen und zeigen wollte, damit ich diese Dinge ändern kann.

Mein Lieblingssatz, den ich mir sehr oft selbst sage, ist: »Ich bin und bleibe gesund!!!«

Ich nehme heute vieles bewusster wahr als früher. Ich freue mich seit dem Krankenhausaufenthalt jeden Morgen, wenn ich meine Kinder selbst wecken kann, ebenso wenn ich ihnen am Abend, wenn ich zu Hause bin, Gute Nacht sagen kann, wenn ich mit meinem Mann bei einem Glas Wein auf der Terrasse sitze, Freunde treffe usw. Es gibt unzählige kleine Dinge, über die ich mich jeden Tag freue. Und wenn ich am Abend im Bett liege, bin ich für all das dankbar, was ich am Tag so erlebt habe.

Und noch etwas gibt es, das ich verändert habe: Ich nehme mir öfter als vorher Zeit für mich selbst, auch wenn hundert andere Dinge anstehen, die scheinbar wichtiger sind. Zum Beispiel gehe ich lieber Tennis spielen oder laufen als zu bügeln, treffe eine Freundin auf ein »Plauscherl« statt Staub zu saugen. Von Zeit zu Zeit nehme ich mir sogar einen ganzen Tag Auszeit, etwa alleine in einer Therme, während sich mein Mann um die Kinder kümmert.

Manchmal besteht natürlich die Gefahr, in den alten Trott mit Hetzerei von Termin zu Termin zurückzufallen, ohne dass es mir auffällt. Die Kinder beanspruchen viel Zeit, die Arbeit ist stressig, der Haushalt und der Garten wollen erledigt werden. Natürlich alles gleich und sofort. Aber dann habe ich liebe und aufmerksame Menschen, die mich einbremsen und mir so bewusst machen, dass ich besser auf mich achten soll.

Zusammengefasst lebe ich heute bewusster als vor einem Jahr. Ich versuche hauptsächlich Dinge zu machen, die ich gerne tue. Ich achte auf meine Gesundheit mit Vitamindrinks, Sport und gesunder Ernährung. Ich habe keine Angst, wieder krank zu werden, und wenn sich vor einer Kontrolle doch ein mulmiges Gefühl einschleicht, dann denke ich sofort an meinen Lieblingssatz: ICH BIN UND BLEIBE GESUND!!!

Expertenberichte

Gesundheitliche Nachsorge

Ist die Zeit der Akuttherapie vorüber, beginnt die Zeit eines Neuanfangs. Auch gesundheitlich bietet diese Zeit der medizinischen Nachsorge die Gelegenheit einer persönlichen Rezidivvorsorge. Denn man kann durch verschiedene Maßnahmen sehr wohl einiges dazu beitragen, sein Rezidivrisiko zu minimieren. Viele Patienten wissen davon jedoch nichts oder sehr wenig. Das hat mehrere Gründe. Zum einen: Es besteht zwar nach Abschluss der Akuttherapie die Möglichkeit einer Rehabilitationsmaßnahme, in der man die Verbesserung von Lebensstilmaßnahmen erlernen kann, doch vielen Patienten ist diese Möglichkeit einer Reha noch nicht bekannt. Zum anderen bekommen viele Patienten von Onkologen auf die Frage, was sie denn nun tun könnten, um das Risiko eines Rezidivs zu verringern, Antworten wie: »Nichts« oder »Leben Sie einfach weiter wie bisher« oder »Machen Sie sich ein schönes Leben.« Immer wieder haben mir Patienten davon erzählt. Freilich gibt es auch viele engagierte Onkologen, die ihren Patienten sehr wohl gesundheitsfördernde Empfehlungen geben, doch leider bei Weitem nicht alle. Die Folge mangelnder Information ist, dass ein Teil der Patienten weiterlebt wie bisher und der andere Teil auf eigene Faust Erkundigungen einholt. Quellen gibt es ja viele: Internet, Bücher, alternative Gesundheitsanbieter und ab und zu findet man auch Ärzte, die sich sehr in diese Richtung engagieren.

Einer dieser Ärzte ist Dr. Helmut Retzek. Mit dem Wissen der Schulmedizin, das an der Universität vermittelt wird, hat er sich nie zufriedengegeben, ständig erweitert er seine Studien. Ich bat ihn, sein Wissen und seine Erfahrungen zur Tumornachsorge mit den Lesern dieses Buches zu teilen. Die folgenden Seiten bieten Anreize, wie man seinen Körper gesund erhalten und das Rezidivrisiko senken kann. Sie sind gedacht für jene Menschen, die auf der Suche nach weiterer Optimierung ihres Gesundheitsverhaltens sind.

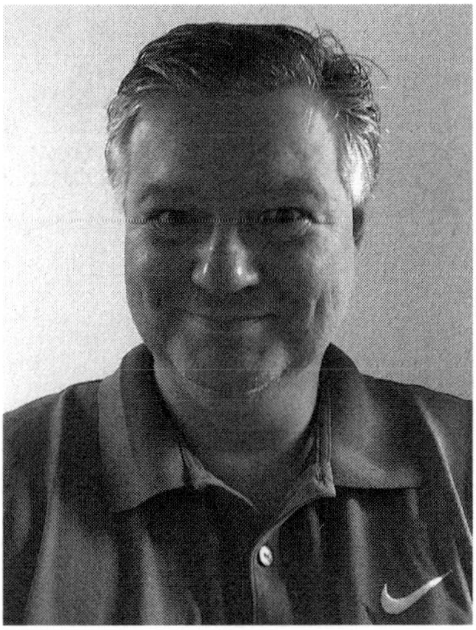

Dr. Helmut Retzek

Herr Dr. Retzek, wie sind Sie zu Ihrem medizinischen Wissen hinsichtlich der Tumorvorsorge gekommen?
Als Biochemiker arbeitete ich sieben Jahre in der Grundlagenforschung an Universitäten in Österreich und Kanada. Bereits während des Medizinstudiums habe ich zahlreiche komplementäre Heilverfahren erlernt, unter anderem absolvierte ich eine Homöopathie-Ausbildung bei Dr. Spinedi in der homöopathischen Krebsklinik in Orselina in der Schweiz. Seit 1997 arbeite ich in meiner eigenen Praxis für komplementäre Heilverfahren vor allem mit chronisch Kranken. Um mehr darüber zu verstehen, habe ich mittlerweile über 200 Zusatzausbildungen absolviert.

Eine von niemandem erkannte Amalgamvergiftung schwächte mich 2002 bis 2006. In der Folge erweiterte dies meine Sichtweise um die heute immer wichtiger werdenden toxikologischen Aspekte von Erkrankungen. Dies bringt einen integrierten Blick auf Krankheiten und Gesundheit. Ich durfte bis jetzt fast 10.000 Patienten, darunter 800 Krebspatienten, kennenlernen und zumindest zeitweise begleiten, manche davon konnten wir recht gut unterstützen. Wir biologisch-integrativmedizinisch arbeitenden

Ärzte erleben eigentlich nahezu immer eine deutliche Verbesserung der Befindlichkeit unserer Patienten.

Gibt es eine wirkungsvolle Krebsnachsorge und damit eine Rezidivvorsorge?
Natürlich gibt es diese. Neben zahlreichen Büchern am Markt könnte man wohl mehrere tausend wissenschaftliche Studien zitieren, ich mache das auf meiner Homepage. Wer die Möglichkeiten einer sinnvollen Nachsorge ignoriert oder abstreitet, dokumentiert damit, dass er sich nicht ernsthaft mit dieser Thematik auseinandergesetzt hat.

Ist Krebsprophylaxe oder Nachsorge schwierig, aufwändig, teuer?
Gar nicht! Mit 20 Prozent Aufwand erreicht man 80 Prozent des Ergebnisses. Eigentlich gibt es nur einige wenige Punkte, die beachtet werden wollen, um sowohl Prophylaxe wie auch Nachsorge ziemlich effektiv und wirkungsvoll durchführen zu können. Ich zitiere dankbar die Worte meines Mentors, Dr. Thomas Rau von der Paracelsus-Klinik, ein Zentrum für integrativ-biologische Medizin in St. Gallen: »Eigentlich ist es fast peinlich, wie einfach biologische Medizin ist.«

Ist dies auch wissenschaftlich abgesichert?
Wir Ganzheitstherapeuten betreiben keine teure »Placebo-Abzocke« und auch keinen »Aberglauben«. Tatsächlich lässt sich jede unserer Maßnahmen wissenschaftlich erklären. Sucht man in der Pubmed, der Datenbank aller seriösen wissenschaftlichen Veröffentlichungen zum Thema Krebs, finden sich zahlreiche Studien, die das belegen. 2.600 Studien für Curcumin, 2.300 Studien zu Vitamin E, 2.000 zu Fischöl, 3.700 zu Vitamin C, 8.000 zu Vitamin D, 400 Studien über Misteln, 14 Studien für LaPacho, 16 Studien zu Löwenzahn, circa 13.000 Studien zu Pflanzenflavonoiden, 250 Studien über Homöopathie und viele mehr. Manche dieser Untersuchungen sind fast überwältigend in ihrer Aussagekraft, etwa betreffend Vitamin D, Entsäuerung, Flavonoiden und vielen anderen. All dies ist pure Wissenschaft, zu der ich wegen meiner langjährigen Mitarbeit in der inter-

nationalen Forschung Zugang habe. Als Arzt kann ich jedoch sagen: Wir praktisch ausführenden Ärzte erfahren weder in Ärztezeitschriften noch auf Standard-Ärztekongressen etwas über Alternativen zur erlernten Schulmedizin, weswegen auch viele Kollegen nicht daran »glauben«. Und warum ist das so? Weil Aus- und Weiterbildungen kostenintensiv und ausschließlich firmenfinanziert sind. Auf Ernährungsratschläge, Natursubstanzen, Verhaltensmaßregeln usw. gibt es kein Patent und Marketingmaßnahmen dafür sind durch Firmen nicht finanzierbar. Zudem haben wir Ärzte im Alltagsstress weder die Zeit noch die Ausbildung, um uns selber firmenunabhängig zu informieren. Wenn ein Onkologe einem Patienten zusätzliche Maßnahmen neben der üblichen schulmedizinischen Behandlung ausredet oder sogar verbietet, dokumentiert das nicht, dass diese nutzlos oder sogar schädlich sind, sondern nur sein Nicht-Wissen darum.

Empfehlungen von Dr. Retzek

Es folgen Empfehlungen von Dr. Retzek für jene Leser, die auf der Suche nach Verbesserung ihrer gesundheitlichen Lebensführung sind. Aus Platzgründen können diese Ausführungen nur stark verkürzt dargestellt werden, interessierte Leser finden auf der Website www.homeopathy.at ausführliche Informationen zu diesen Themen.

Die folgenden Punkte sind (bis auf die Zahnsanierung) – kostengünstig durchzuführen. Die Reihenfolge ist keine willkürliche, sondern nach Wichtigkeit sortiert. Je mehr Punkte man umsetzt, umso besser ist die Vorsorge.

1. Glaube, Hoffnung, Optimismus, Zukunftsorientierung
2. Toxine und Schwermetalle ausleiten
3. Zähne sanieren
4. Entsäuerung
5. Gesunder Darm und ausgewogene, mikronährstoffreiche, vollwertige, naturnahe Ernährung unter Vermeidung allergie- und entzündungsfördernder Bestandteile

6. Mikronährstoffe gezielt zuführen
7. Bewegung, leichte sportliche Anstrengung

Neben diesen allgemeinen Punkten stehen viele verschiedene spezielle Therapieformen zur Verfügung. Interessierte Leser können sich darüber auf meiner Homepage (www.homeopathy.at) informieren.

Herr Dr. Retzek, inwieweit spielen Faktoren wie Glaube, Hoffnung, Optimismus, Zukunftsorientierung, aber auch Wohlbefinden und Glücklichsein eine Rolle?

All das beeinflusst die Gesundheit. Dem Faktor Wohlfühlen kommt in der Krebsnachsorge eine große Bedeutung zu. Endorphine bremsen das Wachstum von allen bisher getesteten Krebszellen um 40 Prozent. Endorphine sind körpereigene Belohnungssubstanzen, manchmal werden sie als »Glückshormone« bezeichnet. Alles, was die Endorphine erhöht, ist eine optimale Krebstherapie und Krebsnachsorge.

Die Endorphine sind der Schlüssel zwischen Gemüt und Krebs. Übrigens nicht nur Krebs. Auch Immunschwächen und Autoimmunerkrankungen wie die Multiple Sklerose werden heute unter uns »modernen wissenschaftlichen Komplementärmedizinern« als Endorphin-Mangel-Erkrankungen betrachtet. Nun, viele »komplementäre Methoden« führen letztlich auch zu einer Endorphinerhöhung und damit zur Erklärung für deren krebsprophylaktischen Effekt. Eine der Hauptwirkungen der Misteltherapie ist das Freisetzen von Endorphinen: Deswegen steigen sofort die Stimmung und der Optimismus, sinkt der Schmerzpegel und verbessert sich die Immunantwort durch die Mistel. Ein weiterer Effekt der Misteltherapie ist die Stimulierung der Immunzellen, was man leicht durch eine Blutuntersuchung im Dunkelfeldmikroskop sehen kann und was in Immuntests nachweisbar ist.

Dr. Bihari, ein Arzt in New York, war der erste Therapeut, welcher bereits in den 80er-Jahren »künstliche Endorphine« bei MS und Krebs eingesetzt hat und damit mehr als überraschende Erfolge eingefahren hat. Dr. Bihari berichtet, dass bei 70 Prozent seiner krebserkrankten Patienten das Fortschreiten der Erkrankung durch die künstlich verabreichten Endorphine drastisch verlangsamt wurde und es sogar angeblich bei 30

Prozent seiner Patienten nach ein bis zwei Jahren zu einer langsamen Rückbildung der Erkrankung gekommen ist.

Prof. Schwartz aus Paris hat im Februar 2014 eine Untersuchung veröffentlicht, bei der er neun austherapierte Palliativpatienten mit künstlichen Endorphinen behandelt hatte. Nur zwei davon verstarben, bei den anderen kam es zu einem Stillstand der Tumorerkrankung, bei zwei dieser Patienten konnte sogar eine Verkleinerung ihrer Tumore festgestellt werden.

Viele der »Spontanremissionen« von Krebserkrankungen sind also durch eine Verbesserung des Endorphinstatus schlüssig und wissenschaftlich korrekt erklärbar. Die deutliche Beeinflussung der Krebserkrankung durch Endorphine ist nachgewiesen! Daraus ergibt sich auch die Wichtigkeit einer optimistischen Nachsorge und Nachbetreuung, im Krankenhaus wie auch zu Hause.

Ich gebe meinen Patienten mittlerweile routinemäßig künstliche Endorphine und weise die Patienten beständig auf Strategien hin, ihre Endorphine zu optimieren. Natürlich haben auch negative Gefühle ihre Berechtigung, sie dürfen sein, gehören zu uns Menschen dazu. Wichtig ist aber die generelle Ausrichtung: Wichtig ist es, Strategien und Ressourcen zu haben, die uns wieder optimistisch nach vorne schauen lassen.

Um möglichst viele Endorphine zu produzieren, »muss« man nur tun, was die eigene Stimmung und das Wohlgefühl optimiert! Tatsächlich lässt sich dies ganz einfach mit einer simplen Biofeedbackmethode, der Herzratenvariabilitäts-Messung, zeigen und auch üben. Man braucht aber keine apparativen Biofeedbackhilfsmittel, denn um den Stress im Körper in einen heilungsfördernden Zustand umzuschalten, braucht es lediglich eine Optimierung des Atemrhythmus. Diese Heilatmung besteht aus sechs Atemzügen pro Minute, ein Atemzug dauert somit zehn Sekunden:

– (sehr tief einatmen) 1-2-3
– (halten) 4-5
– (sehr tief ausatmen) 1-2-3
– (halten) 4-5

Durch dieses tiefe Ein- und Ausatmen muss der Herzschlag schneller und wieder langsamer werden, weil unterschiedlicher Blutfluss »in den Brustkorb geatmet wird«. Automatisch rutscht dadurch das vegetative Nervensystem in einen heilungsoptimierten Zustand. Führen Sie diese Heilatmung durch, bis das Herz »wohlig warm« wird. Wenn man dies einige Male geübt hat, gleitet man fast von selber in diesen leichten entspannten, optimal heilungsfördernden Zustand. Ich mache das immer nebenbei, zum Beispiel am WC.

Natürlich ist dies alles auch wissenschaftlich erforscht: 6.000 Studien zum Thema HIF-Faktor (dieser Faktor reguliert die Versorgung der Zelle mit Sauerstoff), 1.800 Studien zum Thema Krebs und Endorphine.

All das ist simpel und preiswert, unheimlich wirkungsvoll und wissenschaftlich abgesichert. Was spricht dagegen?

Toxine und Schwermetalle gelten als mögliche Krebsauslöser. Inwieweit spielen sie eine Rolle?

Es ist eindeutig: Toxine können Krebserkrankungen auslösen und zudem Therapien blockieren. Ich empfehle meinen Patienten, diese Thematik wirklich ernst zu nehmen, um gesund zu altern. Zum Glück gibt es sehr einfache, billige und erfolgversprechende Therapien und Verhaltensmaßnahmen.

Obwohl tausende Studien den klaren Zusammenhang zwischen Toxinen und Krebs belegen, wird diese Tatsache in den Therapien als Behandlungsstrategie weitgehend ignoriert.

Ich führe bei meinen Patienten routinemäßig Schwermetallmessungen durch. Schwermetalle (wie z. B. Amalgam) sowie das Leichtmetall Aluminium sind direkte Karzinogene, vor allem aber Enzymgifte, welche viele Mechanismen im Körper beeinträchtigen. Je nach Hauptangriffspunkt und genetischer Neigung sind die Nierenfunktion, die Leberentgiftung, die Darmfunktion, das Immunsystem, das Hirn/die Nerven gestört, was eine erfolgreiche und nachhaltige Krebsbehandlung stören kann.

Fast jedes Lebensmittel ist in Plastik eingepackt, auch die Getränke. Ich empfehle Patienten in der Nachsorge generell auf plastikverpackte Lebensmittel zu verzichten. Mir ist klar, dass ich mit solchen Schilderungen

Unsicherheit erzeuge, man kann die Tatsachen aber schlecht schönreden, wenn es darum geht, langfristig erfolgreiche Lebensstiländerungen zu bewirken.

Kann man das innere Milieu messen?

Natürlich! Neben Untersuchungen von Blut, Urin und Haaren gibt es einen ganz einfachen und günstigen Test: eine Dunkelfeld-Untersuchung des Blutes. Ein Tropfen »lebendiges« Blut aus dem Finger unter dem Mikroskop inspiziert, zeigt jedem unmittelbar das »innere Milieu«. Gewebsübersäuerung, Antioxidantienmangel, überschießende Entzündungsreaktionen und auch Hinweise auf Schwermetalle sowie die Aktivität des Immunsystems können so überprüft werden.

Es gibt chemische Ausleitungsmittel, die von Ganzheitsmedizinern als Infusion verabreicht werden. Verabreichen wir eine derartige Infusion, zusammen mit Basenpulver, Vitamin C und Coenzymen, kommt es zur unmittelbaren Verbesserung des inneren Milieus, welche wir im nachfolgend wiederholt durchgeführten Dunkelfeld-Test sehr plastisch vorgeführt finden. War das Blut vorher »ein Kriegsschauplatz«, schaut es nachher oft »fast perfekt« aus. Ich empfehle eine Entgiftung des Körpers zum Beispiel nach jeder Chemotherapie.

Was kann ich denn nun selber tun?

Eine der wichtigsten Entgiftungsstrategien ist ein bewusstes, regionales und saisonales Einkaufen von Nahrungsmitteln. Der Biobauer ihres Vertrauens beliefert Sie mit größeren Mengen Fleisch, Obst, Gemüse, die man auch einfrieren kann. Ich kaufe nur Getränke in Glasflaschen, Oliven im Glas usw.

Der beste Test, ob etwas bio ist, ist der Verderbungstest: Biologisches Obst und Gemüse verdirbt in Stunden bis Tagen, während das konventionelle Obst und Gemüse im Lauf eines Jahres völlig verderbungsfrei auf Nussgröße einschrumpft.

Wie kann ich selber entgiften?

Das größte Entgiftungsorgan ist der Darm. Mit feinst zerhackter Zellulose kann man die Bakterien füttern und ihnen wunderbare Trägersubstanzen zur Entgiftung anbieten: Das kann jeder selbst machen, indem er Smoothies konsumiert.

TIPP: Einen Apfel, zwei Karotten, eine halbe Banane und eine halbe Bioorange (samt flavonoidreicher Schale) in den Blender geben, ein Stück Ingwer für den Darm, einige Nüsse, etwas Lezithin und einen Esslöffel Kokosöl für das Hirn, etwas Leinöl gegen Entzündungen/Krebs und ein Glas Wasser für die Flüssigkeit dazugeben und zu einem feinen Brei mixen. In 40 Sekunden ist eine perfekte Kleinmahlzeit fertig. Das pusht die Energie viel stärker als jeder Kaffee, behandelt den Darm und entgiftet fantastisch mithilfe der feinen Zellulosefasern.

Ein zweites Smoothie-Rezept: eine halbe Biozitrone samt Schale sowie Obst und Gemüse der Saison mit zwei Esslöffel Leinöl und etwas Lezithin mixen.

Die Rückmeldungen der Patienten bestätigen die über 1.000 Studien, die zeigen, dass Zitrusflavonoide ein wirkungsvolles Antikrebsmittel darstellen!

Der Einfluss der Pflanzen geht aber noch viel weiter: Die Mini-RNA der Pflanzen kontrolliert tatsächlich unseren Stoffwechsel und unser Immunsystem. Wir Menschen benötigen die genetischen Informationen der Pflanzen, um gesund zu bleiben. Dies ist vermutlich ein Überbleibsel aus der Zeit, in der unsere Vorfahren täglich vier bis sechs Kilo Grünzeug in sich hineingestopft haben, wie es heute noch die Affen tun.

Des Weiteren ist der Zeolith, ein fein zermahlenes poröses Gestein, welches speziell Ammoniak, Metalle und auch organisch toxische Substanzen bindet, ein einfaches und probates Entgiftungsmittel. Ich nehme zwei bis drei Mal pro Woche einen Teelöffel eines Zeolith-Präparates in Wasser ein. Manche Präparate sind ziemlich teuer, ich bin nicht davon überzeugt, dass sie stärker wirken als die billigen. Ich empfehle allen meinen Nachsorgepatienten Zeolith zur Entgiftung. Ebenso empfehle ich einen Leber-Nieren-Tee, um die Ausleitungsorgane zu stützen.

Auch Infrarotsauna ist ein gutes Mittel zur Mobilisierung der organischen Toxine, genauso wie milder Sport, welcher aus vielerlei Gründen zu den Standardstrategien in der Rückfallsprophylaxe gehört.

Niemand geht gerne zum Zahnarzt. Ist es wirklich so wichtig, Amalgamplomben entfernen zu lassen?

Zähne können als Krankheitsauslöser gar nicht überschätzt werden! Einerseits sind sie häufig Toxinträger über den aus den Amalgamplomben freigesetzten Quecksilberdampf, der zu 80 Prozent verschluckt wird, andererseits sind wurzelbehandelte Zähne Quellen von Dauerbelastungen mit krebserregenden Zytokinen (Botenstoffen) und immer belastet mit klar krebsassoziierten Propionibakterien.

Sehr spannend ist der Zusammenhang der Zähne mit den Meridianen im Körper. Jedem Zahn werden eine oder mehrere Körperzonen zugeordnet. Praktisch immer ist jener Zahn betroffen (beherdet, Wurzelbehandlungen, große Plombe), welcher der Zone der Erkrankung zugeordnet ist. Eine Untersuchung von Dr. Wolfgang Köstler (Wien) zwischen Brustkrebs und Brustzahn zeigte eine hundertprozentige Übereinstimmung, eine Untersuchung der Paracelsus-Klinik in der Schweiz eine Übereinstimmung von 97 Prozent.

Dr. Thomas Rau, Chefarzt der Paracelsus-Klinik sagt immer wieder: Müsste er sich in der Klinik für eine der vielen Therapieformen entscheiden, würde er zweifellos den Zahnarzt wählen. Dieser habe den größten Einfluss auf die Gesamtgesundheit.

In der Paracelsus-Klinik werden mittlerweile in einer Sitzung diese Zähne korrekt entfernt; der Knochen entstört und die fehlenden Zähne durch metallfreie Keramik oder Fiberglasimplantate ersetzt.

Zusammenfassend: Zähne und Zahnherde sind enorm wichtig. Bei einer Krebserkrankung empfehle ich meinen Patienten immer, alle Amalgamplomben fachmännisch entfernen zu lassen, inklusive einer chemischen Ausleitung des Giftes, und zudem alle wurzelbehandelten Zähne zu entfernen und durch ein Implantat zu ersetzen.

Dr. Rau und *Prof. Ionescu* (Spezialklinik Neukirchen) haben beide festgestellt, dass im Krebsgewebe bis zu 30.000-fach überhöhte Schwermetalle im Vergleich zum umgebenden gesunden Gewebe gemessen werden können!

Daher werden in der Paracelsus-Klinik in jedem Fall die Zähne und Wurzelbehandlungen saniert und ich habe diesen Standpunkt nach zahlreichen Erlebnissen mit behandlungsblockierten Patienten übernommen.

Das große Problem ist jedoch, einen Zahnarzt zu finden, der die Sanierung und vor allem die Ausleitung des Giftes wirklich fachmännisch einwandfrei durchführen kann. Und nur ein Zahnarzt mit spezifischer Weiterbildung kann dies korrekt durchführen. Keinesfalls sollte man die Zahnsanierung einem nicht kompetenten Zahnarzt übertragen, denn in diesem Fall besteht die Gefahr, dass das Schwermetall erst recht in den Körper gelangt und große Schäden anrichtet. Zahnärzte werden leider nicht dahingehend ausgebildet, bagatellisieren aus Unkenntnis das Problem und vor allem: Die Krankenkasse zahlt nur Amalgam.

(Anmerkung: Am Ende des Buches werden unter Kontakte einige Zahnärzte angeführt, die eine diesbezügliche Ausbildung besitzen.)

Sie raten Ihren Patienten zur Entsäuerung. Müssen jetzt alle Basenpulver nehmen?

Entsäuerung ist ein wichtiges Thema. Für einen Vortrag 2013 habe ich fast 1.000 der 60.000 Studien zu den Suchbegriffen »Krebs« und »Säure« gelesen. Die Aussagen der Studien waren eindeutig: Lokal schlecht durchblutetes Gewebe übersäuert durch die Umstellung von Verbrennung auf Milchsäurevergärungsstoffwechsel, dort entstehen Tumore! Daher ist eine absolute Grundstrategie jeder Tumorbehandlung und Nachsorge eine ordentliche Entsäuerung. Diese gelingt durch eine gesunde Ernährung mit viel Gemüse und wenig Fleischprodukten und durch eine drastische Reduktion von Zucker. Bei Übersäuerung empfehle ich auch die Einnahme von Basenpulver. Ob man übersäuert ist oder nicht, kann jeder ganz leicht selbst feststellen, in jeder Apotheke gibt es pH-Teststreifen.

Es ist neuerdings sehr modern, den Darm für viele Erkrankungen verantwortlich zu machen. Welche Rolle spielt der Darm im Zusammenhang mit Krebs?

Die Paracelsus-Klinik in der Schweiz ist vermutlich die weltweit angesehenste Institution für biologische Medizin. Dr. Thomas Rau, der Kopf der Klinik, sichert seinen Erfolg dadurch, dass er von seinen Patienten die strikte Einhaltung des Ernährungsplans fordert. Dr. Rau betont immer wieder: »Wer mir nur einen einzigen Krebspatienten bringt, der normale Darmbakterien aufweist, bekommt eine Woche Therapie gratis.« Nach 1.000 Messungen hat Dr. Rau aufgehört mitzuschreiben, denn *jeder* untersuchte Krebspatient hatte ein fehlerhaftes Darmbakterienprofil.

Der Dünndarm ist unser wichtigstes Immunorgan, dort werden im Erwachsenen die T-Lymphozyten ausgebildet, dort trainieren unsere Immunzellen an unserer Darmflora. Ist diese suboptimal aufgebaut, entspricht das einer mangelhaften Schulbildung der Immunzellen.

Verstärkt wird dieser Trend zur Darmschwäche durch die völlige Veränderung der Lebensmittelzusammensetzung in den letzten Jahrzehnten sowie durch völlig veränderte Ernährungsgewohnheiten.

Nach einer Chemo- oder Antibiotikatherapie ist die Flora kaputt. Ein Darmaufbau ist unbedingt zu empfehlen. Basis ist immer die Ernährung der Darmflora durch zerhackte Zellulose (Smoothies) und korrekte Ernährung. Kurzzeitig geben wir hochdosiert gesunde Keime als »Samen«, die Basis ist jedoch die allergenarme Ernährung. Eigentlich ist das sehr einfach und billig und eine fantastische Immuntherapie, wie wir im Dunkelfeld-Blut kontrollieren können.

Süß macht sauer? Zucker gilt als Nahrung für Krebs. Was hat es damit auf sich?

Viele Tumorpatienten kennen die sogenannte PET-Untersuchung: Hier wird eine radioaktive Substanz gespritzt, die sich einige Stunden später fast ausschließlich im Tumor wiederfindet. So kann man die Ausdehnungen des Krebses und auch von Metastasen sichtbar machen. Was die meisten nicht wissen, ist, dass diese radioaktive Substanz simpler Zucker ist, dass sich dieser Zucker fast ausschließlich im Tumor wiederfindet und dass dieser Zucker den Tumor füttert und nährt. Im Tumor wird zur Energiegewinnung aus dem Zucker die linksdrehende Milchsäure vergoren, diese Milchsäure wird ins Tumorgewebe abgegeben und führt zur oben zitierten »Übersäuerung« des Tumorgewebes um einige Zehntel pH. Man nennt dies auch »Warburg-Stoffwechsel«, weil Prof. Otto Warburg bereits 1931 diesen reduzierten Tumorstoffwechsel erforscht hatte und dafür den Nobelpreis bekam.

Diese Zucker vergärenden Krebszellen entwickeln im übersäuerten Gewebe Chemo- und Strahlenresistenz und sind die Quelle von Rückfällen.

»Essen Sie, was Ihnen schmeckt«, hören manche Patienten von ihren Ärzten. Ein Ratschlag, wie er falscher nicht sein kann! Esse ich, was ich will, werde ich große Mengen Kohlenhydrate in mich reinschaufeln, welche eigentlich »gefrorener« Zucker sind. Der Tumor wird jubilieren, die Immunzellen in der überbordenden Säure ersticken und die Behandlung weniger erfolgreich sein. Zucker sollte so weit wie möglich vermieden werden.

Ich empfehle also jedem Patienten, in der Nachsorge auf Zucker und auch auf versteckten Zucker in Fertigprodukten so weit wie möglich zu verzichten. Auch leichtverdauliche Kohlenhydrate wie etwa Weißbrot sollte man meiden.

TIPP: Statt herkömmlichem Zucker empfehle ich Birkenzucker. Schaut aus wie Zucker, schmeckt genauso wie Zucker, kann jedoch vom Krebs nicht verarbeitet werden. Man kann sich damit auch die herrlichste Schokolade selber machen. Zucker kann man auch durch Stevia ersetzen.

Hier ein paar Beispiele aus dem Bereich Forschung und Ernährung:
Dr. Johannes Coy hat viel Forschungsarbeit für die Krebsernährung geleistet. Seine Hauptarbeit ist wohl die Entwicklung eines einfachen Bluttests auf Krebs (Apo10) sowie eines Bluttests auf »aktiven Warburg-Stoffwechsel«. Wir führen diese Tests in der Praxis durch, sie sind nicht teuer.

Um seine Forschungsergebnisse nicht im Elfenbeinturm dem Vergessen anheim fallen zu lassen, hat Dr. Coy Bücher geschrieben (Johannes Coy: *Die neue Anti-Krebs-Ernährung*) sowie einige Ernährungsprodukte entwickelt. Coy-Ernährung auf der Basis von pflanzlichen Proteinen und Fetten wird in Deutschland von der Kasse bezahlt, bei uns in Österreich leider nicht. Coys Keto-Drink als einzige Nahrung während der Chemotage verbessert das Ansprechen um das Mehrfache! Mehrere Studien mit Unikliniken in Deutschland sind im Umlauf, weil durch diese Ernährung zur Chemo hier erstmals echte Langzeiterfolge beim Bauchspeicheldrüsenkrebs zu sehen sind.

Prof. Christopher Gerner ist Krebsforscher an der Universität Wien und ein Freund aus früheren Forschungszeiten, der innovativste Kopf, den ich je persönlich in der Forschung kennengelernt habe. Anlässlich eines Kongresses in Meran hat er mich abgefangen und gesagt: »Ich muss dir unbedingt etwas erzählen! Hätte ich diese Experimente nicht selber durchgeführt, ich würde diese Ergebnisse niemandem glauben: Wir haben das Blut von Krebskranken und Gesunden mittels 2D-Elektrophorese analysiert, da können wir ja bis zu 3.000 Proteinbestandteile identifizieren und auch quantifizieren. Das Blut ist wirklich sehr unterschiedlich zwischen Kranken und Gesunden. Danach haben wir den Krebskranken täglich 300 Gramm Gemüse zum Essen gegeben: Brokkoli, Kohl, Kraut, Kohlsprossen usw. Nach zwei Wochen war das Blut eines Krebskranken nicht mehr von einem Gesunden zu unterscheiden. Die Ergebnisse waren so frappierend, dass ich an Verwechslungen der Blutproben geglaubt habe und alles insgesamt dreimal kontrolliert habe, ich konnte mir eine derartig rasche und so drastische Verbesserung einfach nicht vorstellen! Am besten haben übrigens die Kohlsprossen gewirkt, dann der Kohl, das Kraut, auch Blaukraut, ja, auch gekocht.«

Der Krebsforscher *Prof. Richard Beliveau* aus Montreal hat 280 Studien zu diesem Thema publiziert. Von der Fachwelt lange Jahre ignoriert, wandte er sich schließlich direkt an die Betroffenen mit seinem fantastischen Buch: »*Krebszellen mögen keine Himbeeren*«.

Nahrungsmittelintoleranzen sollte man ernst nehmen. *Dr. med. Ralf Kirkam* ist der Chef des Speziallabors »GANZIMMUN« in München, eines der größten Labors in Europa. Er blickt auf zehntausende Messergebnisse hinsichtlich Nahrungsmittelintoleranzen mittels der IgG4-Messung. Dr. Kirkam meint, dass er mittlerweile bei 60 Prozent aller eingesendeten Patientenproben erhebliche Intoleranzen feststellen kann (persönliche Mitteilung). Diese von Allergologen oft negierte Untersuchung, deren Relevanz ich in der Alltagspraxis aber schön bestätigt sehe, bedeutet, dass bei Genuss dieser Lebensmittel eine immunologische Reaktion eintritt. Generell kann man sagen, wenn man nach dem Essen müde wird, besteht eine immunologische, entzündliche Reaktion gegen einen der Lebensmittelbestandteile. Ein Rohkostanteil über 50 Prozent im Essen kann dies übrigens völlig verhindern.

Die Untersuchungen der Paracelsus-Klinik sind deckungsgleich. Ist der Patient erkrankt, steigt die Intoleranz auf gewisse Inhaltsstoffe von Lebensmitteln auf 80 Prozent, hat der Patient sogar eine Krebserkrankung, finden wir in mehr als 90 Prozent der Fälle eine IgG4-Reaktivität im Blut gegen Lebensmittel.

Sie warnen vor Kuhmilch und Weizen. Warum?

Die Hauptintoleranzen heutzutage bestehen gegen Kuhmilch (80 Prozent der Krebspatienten sind dagegen intolerant) sowie gegen Weizengluten und Gliadin (40 Prozent der Krebspatienten sind dagegen intolerant). Damit sind die zwei wesentlichen Nahrungsmittelbestandteile identifiziert, die bei einer erfolgreichen biologischen Krebstherapie in der akuten Therapiephase jedenfalls strikt gemieden werden müssen.

Ich empfehle meinen Krebspatienten, Kuhmilch und Weizen so gut es geht zu vermeiden. Es gibt genügend Alternativen wie etwa Schaf- bzw. Ziegenkäse und Roggen, auf die man ausweichen kann.

Milch galt doch immer als gesund?

Kuhmilch hat heute dreimal mehr Beta-Lactoglobulin – ein schlecht verträglicher Eiweißstoff, der nur in der Kuhmilch, nicht in Schaf- oder Ziegenmilch vorkommt – als vor 30 Jahren. Moderne hybrid gezüchtete Kühe produzieren heute bis zu 60 Liter Milch am Tag. Vor 30 Jahren waren die 15-Liter-Kühe Stars auf jeder Landwirtschaftsmesse. Statt 30 Jahre lebt die Kuh heute kaum mehr fünf Jahre als »Fabrikarbeiterin«, verbringt ihr Leben auf zwei Quadratmetern, sieht keine Sonne und bekommt kein Gras, sondern argentinischen Sojaschrot. Der Milcheiweißanteil hat sich züchtungsbedingt stark erhöht. Die Fettsäurezusammensetzung der Milch hat sich drastisch zur krebsfördernden Omega-6-Seite verschoben, der krebshemmende Omega-3-Anteil ist genauso wie das Vitamin D verschwunden. Dank Werbemaßnahmen hat sich der Konsum von Milchprodukten aber in den letzten 30 Jahren verdreifacht, das bedeutet in Summe also eine Verneunfachung des Beta-Lactoglobulins in der Ernährung.

Dr. T. Colin Campbell hat in der größten jemals diesbezüglich durchgeführten Studie, der »China-Study«, detailliert zeigen können, dass der Anteil an Milchprotein in der Ernährung in allen von ihm als WHO-Ernährungs-Chef untersuchten Ländern direkt proportional zur Krebshäufigkeit steht. Er konnte dies auch klar in Tierversuchen bestätigen. Diese epidemiologischen Studiendaten sind eindeutig. Dr. Campbell ist ein strikter Verfechter einer vegetarischen Ernährung.

Prof. Dr. Jane Plant hatte ein Brustkrebsrezidiv, war austherapiert. Als Wissenschaftlerin war sie viel in China und wusste, dass in der ländlichen Region Brustkrebs unbekannt war. Sie fand in Kuhmilch die Erklärung und zitiert zahlreiche Studien in ihrem berührenden Buch »*Das Leben in deiner Hand*«. Sie wurde durch strikte vegane Kost wieder gesund.

Viele von uns vertragen einfach keine Kuhmilch und Kuhmilchprodukte. Auch Butter ist nicht zu empfehlen, da es in der EU erlaubt ist, undeklariertes Milchpulver der Butter zuzusetzen (anders in der Schweiz). Man kann jedoch Schaf- oder Ziegenmilch und entsprechende Produkte verwenden. Vor allem den Roquefort kann ich empfehlen, dieser Käse – bzw. sein Edelschimmel – ist Labsal für den gesamten Darmbereich und stimuliert das Immunsystem.

Und warum sollte man bei Weizen aufpassen?

Ich nenne ein Beispiel: *Dr. William Davis* ist Kardiologe in den USA. Trotz »bester und bewusster Lebensführung« fühlte er sich alt und krank. Sein Buch »*Weizenwampe*« ist erhellend: Weizen hat heute nichts mehr mit dem Getreide unserer Väter zu tun. Statt elf hat er 68 Chromosomen, ist auf vielen Ebenen optimiert hinsichtlich Ertrag und Verarbeitbarkeit und wurde nie getestet auf Verträglichkeit – die hat aber deutlich abgenommen. Über 100 Krankheiten lassen sich auf versteckte Gluten- und Gliadinintoleranzen zurückführen. Während einer Krebstherapie sollte Weizen völlig aus dem Speiseplan eliminiert werden. Wer auf Roggenbrot oder Hafer müde wird, sollte darauf ebenfalls verzichten. Es gibt genug wunderbare, völlig glutenfreie Kohlenhydratquellen wie Kartoffeln, Mais,

Buchweizen, Hirse, Reis, Quinoa oder Hülsenfrüchte wie Bohnen, Linsen, Kichererbsen und Amaranth.

Nun, das war sehr viel Information, im Grunde ist eine gesunde Ernährung in der Nachsorge sehr einfach: Zurückhaltung bei Kuhmilch und Weizen. Biogemüse kann man dagegen gar nicht genug essen. Verwenden Sie vollwertige Kost, regional und biologisch. Bevorzugen Sie vor allem pflanzliches Protein (also wenig Fleischprodukte, dafür Linsen, Bohnen und Erbsen – »das Fleisch des armen, aber gesunden Mannes«) und eine Mischkost, deren Kohlenhydratanteil hauptsächlich über Gemüse gedeckt wird. Mindestens aber 300 Gramm pro Tag: Alles, was grün ist, ist gesund.

Sollte man in der Nachsorge Mikronährstoffe gezielt einnehmen?

Wir essen heute viele Fertigprodukte, vieles gekocht oder zubereitet. Und auch in den frischen Lebensmitteln sind heute viel weniger »Vitalstoffe« enthalten als in früheren Jahren. Obst und Gemüse enthalten immer weniger Vitamine und Spurenelemente. Bei erhöhtem Bedarf sollten entsprechende Mikronährstoffe gezielt zugeführt werden (Substitution). Das geschieht in Form von Kapseln, Brausen etc. Am wichtigsten sind Vitamin C und D, eventuell auch Selen und Magnesium.

Wichtiges zum Vitamin D – dem »Sonnenvitamin«: Eine 2009 publizierte Untersuchung von 67.000 Frauen in Frankreich, welche zehn Jahre lang täglich 7.000 IE Vitamin D bekamen (IE ist eine internationale Maßeinheit), zeigte eine Halbierung der Krebsrate. Die Gesamtsterblichkeit sinkt drastisch, wenn man Vitamin D erhöht, es gibt kaum ein System, bei dem Vitamin D nicht unterstützend-regenerativ wirkt. In Österreich werden dagegen 400 IE/d als ausreichend erachtet!

TIPP: Wir geben jedem Patienten in der Nachsorge circa 1 Gramm Vitamin C pro Tag, optimieren den Vitamin D-Spiegel auf mindestens 50 ng/ml im Blut, geben 200µg Na-Selenit und unter Umständen ein Multivitamin-Präparat, Magnesium und Omega 3. Ganz ohne Ergänzungsmittel geht es heute leider nicht mehr, weil die Lebensmittel so »leer« sind.

Noch wichtiger ist uns jedoch nährstoffdichte Ernährung: Bio, Voll-

korn, Vollwert und vor allem Smoothies. Der vorher beschriebene Zitronenschalen-Smoothie kann einfach immer zum Frühstück getrunken werden.
Außerdem empfehle ich, täglich mit Curcuma das Essen zu würzen. Kräutertees oder immunaktivierende Tees wie Lapacho kann man immer wieder als Kur verwenden. Dies gehört zu einem krebsvermeidenden Lebensstil einfach dazu.

Dr. Köstler ist ganzheitlicher Krebsarzt seit 30 Jahren. Er betont immer wieder die Wichtigkeit der Einnahme von hochwertigem Leinöl (zwei Esslöffel Leinöl pro Tag).

Während und nach einer Therapie fällt Patienten oft jede Bewegung schwer. Lohnt es sich, sich zu überwinden und aktiv zu sein?
Unbedingt. Bewegung und jede leichte sportliche Betätigung verbessern die Langzeitprognose erheblich, 3.500 Studien sind diesem Thema gewidmet, die Ergebnisse sind eindeutig. Ich empfehle meinen Patienten, sich so oft wie möglich (am besten täglich) zu bewegen, schon 30 Minuten Bewegung im aeroben Bereich steigert nicht nur das Empfinden, sondern senkt das Rezidivrisiko deutlich!

Wenn ein Arzt predigt: »Tun Sie weiter wie bisher«, ignoriert er die Botschaft der Erkrankung! Ich empfehle meinen Patienten, sich ein Leben lang um ihre Gesundheit zu kümmern. Gerade in der Nachsorge ist diese lebenswichtig.

Ihr Fazit als Arzt?
Geschätzte Leser, bitte behalten Sie während der Nachsorge Folgendes im Blick: Ausleitung der Toxine, Sanierung der Zähne, Ausgleich des Säure-Basen-Haushalts, Gesundhalten des Darms, Bewegung machen, richtige Ernährung und eine positive mentale Grundeinstellung. Beim ersten Durchlesen mögen die Informationen ob der Fülle belasten oder entmutigen, tatsächlich sind es aber einfache Maßnahmen, um die Zeit nach der Ersttherapie optimal zu gestalten. Als Belohnung bekommt man nicht nur anhaltende Remission, sondern sämtliche Aspekte einer optimalen Prävention aller altersbedingten Erkrankungen. Je mehr von diesen

Maßnahmen man umsetzt, desto höher ist die Wahrscheinlichkeit, nie ein Rezidiv erleben zu müssen. Viele meiner Patienten berichten, sich noch nie so wohlgefühlt zu haben, Kraft und Lebensfreude optimieren sich, Blutbefunde werden optimal. Die Haut wird straffer, Falten gehen weg, das Hirn funktioniert besser, die Vitalität nähert sich dem Optimum und manchmal werden die Haare wieder dunkler. Tatsächlich ist diese »biologischer Lebensstil«-Medizin wertvoll, für jeden wichtig und vor allem wissenschaftlich abgesichert.

Bücher wie dieses sind wichtige Ratgeber. Ich bin dem Autor für dieses Engagement sehr dankbar. Auch das Buch »*Geheilt! Wie Menschen den Krebs besiegten*« empfehle ich jedem Patienten, weil es viel Mut und Hoffnung macht, und das ist enorm wichtig.

Stolz auf sich selbst und dankbar für das Leben

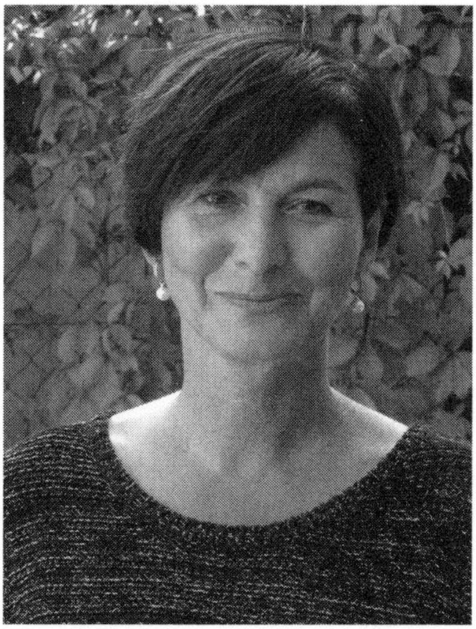

Psychoonkologin Mag. Monika Hartl

Mag. Monika Hartl ist Psychoonkologin und Psychologin der Krebshilfe Oberösterreich.

Ich durfte sie als empathische Frau kennenlernen, bei der man sofort das Gefühl hat, die hört einem wirklich zu, die weiß und versteht, was ihre Klienten durchmachen. Eine Frau, die gerne und mitfühlend mit ihrem Rat zur Seite steht. Als ich sie fragte, ob sie ihr Wissen mit den Lesern dieses Buches teilen möchte, gab sie sofort ihre Zustimmung. In einer ersten Stellungnahme schrieb sie mir: »Ich finde es toll, dass Sie ein Buch veröffentlichen wollen. Ich habe die Erfahrung gemacht, dass viele Patienten gerne die Geschichten von anderen Betroffenen lesen, vor allem wenn diese Mut machen. Viele Betroffene beschreiben, dass sich sehr viel nach der Erkrankung geändert hat, sie leben intensiver, ziehen bessere

Grenzen, achten mehr auf ihre Bedürfnisse, haben aber auch Angst davor, wieder in alte Muster zu fallen oder »falsch« zu leben. Das ist mit Sicherheit ein sehr interessantes Thema.«

Frau Mag. Hartl, ist die Idee einer neuen, zweiten Chance nach einer Erkrankung bei Betroffenen weit verbreitet?
Ja, vielen geht dieser Gedanke durch den Kopf. Zuerst ist die Diagnose ein Trauma und die Zeit der Therapie ist alles andere als einfach. Viele Betroffene »funktionieren« während dieser anstrengenden Zeit der Behandlung, die Psyche ist »schockgefroren«, wie es einmal eine Patientin beschrieben hat. Das kann ein wichtiger Schutzmechanismus sein, um diese anstrengende Phase gut zu überstehen. Danach jedoch kann sich sehr viel in Bewegung setzen. Oft wird so etwas wie »Bilanz gezogen«, das bisher geführte Leben in all seinen Facetten betrachtet und dabei wird oft auch wahrgenommen, was bisher vielleicht nicht so optimal gelaufen ist, was man gerne verändern möchte, wie etwa negative Verhaltensmuster, zu wenig Zeit für sich selbst zu haben, fehlende Achtsamkeit im Alltag und mangelnde Selbstfürsorge. Doch dann kommen die Gedanken an Veränderung. Manche sagen ganz bewusst: »Ja, diese Krise kann eine Chance für mich sein, mein Leben zu verändern.« Sie nutzen die Krise, um die eigene Zukunft zu verändern, zu verbessern. Die Wertigkeiten verschieben sich. Viele werden achtsamer für die eigenen Bedürfnisse. Viele lernen es, endlich »Nein« zu sagen zu Dingen, Personen und Anforderungen, die ihnen nicht guttun. Der Begriff »Abwehrkraft« bekommt eine ganz andere Bedeutung: Das abwehren, was mich belastet, was mir Kraft raubt, was mir nicht guttut, und so besser auf meine vorhandenen Kräfte achten. Das kann funktionieren, indem man sich immer wieder fragt: »Wer oder was tut mir derzeit gut, wer oder was tut mir derzeit nicht gut? Wie teile ich meine Zeit ein?« Es geht nicht um ein *gefülltes,* sondern um ein *erfülltes* Leben.

Mit der so gewonnenen Zeit gelingt es nun, sich mehr Zeit für sich selbst zu nehmen. Viele können und wollen nicht mehr so leben wie früher. Selbst ehemalige Patienten, die schon als geheilt gelten, versuchen diese Fürsorge für sich selbst beizubehalten und befürchten manchmal, nach einer gewissen Zeit wieder in alte Muster zurückzufallen, wieder vom »Alltag verschluckt« zu werden. Es kommt vor, dass Betroffene einige Jahre nach Therapieende wieder zu einem Gespräch kommen, um die mühevoll umgesetzten Veränderungen wieder aufzufrischen und wieder Bestärkung und Bestätigung dafür zu erhalten. Sehr oft erwartet das private und berufliche Umfeld nach einer gewissen Zeit, dass alles wieder »so wie früher« ist. Meiner Erfahrung nach beschreiben jedoch die meisten Betroffenen, dass sie sich in vielerlei Hinsicht verändert haben. Zum Beispiel fühlen sich viele nicht mehr so leistungsfähig, sind lärmempfindlicher, meiden große Menschenansammlungen usw. Das bedeutet aber nur, dass sie achtsamer hinsichtlich der eigenen Grenzen, der eigenen Belastbarkeit sind. Diese Grenzen wurden oft auch vor der Erkrankung wahrgenommen, jedoch nicht selten ignoriert. Viele fürchten sich, wieder die eigenen Leistungsgrenzen zu überschreiten. Das passiert oft dann, wenn sie versuchen, die Erwartungshaltungen der anderen zu erfüllen. Es geht aber nicht um »man«, sondern um mich. Es geht nicht nur um »ich muss, ich soll«, sondern immer auch um »ich bin«: »Ich bin diese und jene Person, mit diesen und jenen Eigenschaften und Bedürfnissen, und so bin ich okay.«

Ändert man sich durch die gemachte Erfahrung einer Erkrankung auch als Person?

Meiner Meinung nach verändert alles Erlebte. Durch die Achtsamkeit für die eigenen Bedürfnisse kann es passieren, dass man für das Umfeld »unbequemer« wird. Zum Beispiel kann das Harmoniebedürfnis geringer werden. Eine Patientin erzählte mir, dass sie vor der Erkrankung vieles getan hat, um andere zufriedenzustellen, um zu gefallen, um nicht alleine zu sein usw. Nach der Erkrankung hat sie gesagt, was *sie* möchte und was nicht, auch auf die Gefahr hin, dadurch Konflikte auszulösen. Auch das ist das Resultat eines Abwägens, was einem guttut und was nicht. Viele sagen sich: Ich bin jetzt stärker als zuvor, ich achte nun auf mich. Kommt man zum Schluss, dass es einem nicht guttut, immer nur Ja zu allem zu sagen, dann lernt man nun Schritt für Schritt »Nein« zu sagen. Kommt man zum Schluss, dass einem bestimmte Tätigkeiten oder Menschen nicht guttun, dann trennt man sich von ihnen oder erlaubt sich zumindest mehr Distanz. Viele entwickeln mit der Zeit eine Stärke, gepaart mit dem Vorsatz, sich und den eigenen Bedürfnissen mehr Raum zu geben. Das kann im Extremfall sogar bedeuten zu kündigen, wenn innerhalb des Arbeitsplatzes keine Veränderungsmöglichkeiten bestehen, oder sogar sich vom Partner zu trennen, wenn diese Beziehung belastend war. Sehr oft verändert sich in dieser Zeit auch der Freundeskreis, Freundschaften erhalten eine andere Qualität. Auch der alltägliche Umgang mit der Zeit kann sich verändern. Zeit für sich selbst, für Tätigkeiten, die mit Freude erfüllen, bei denen man »den Kopf frei bekommt«, können eine andere Wertigkeit erhalten. Viele Betroffene berichten, dass es vor der Erkrankung in erster Linie um Pflichterfüllung gegangen ist, das heißt, das zu tun, was getan werden muss. Gerade in stressigen Zeiten verzichten dann viele auf Hobbys, auf Treffen mit Freunden usw., weil dafür keine Zeit mehr da ist oder man nach solchen Tagen einfach viel zu müde ist. Aber gerade dann sollte man darauf achten, sich Zeit für sich selbst zu erlauben, um auftanken zu können. Ich nenne diese Zeit »eine Verabredung mit der eigenen Gesundheit«, was den Stellenwert auch klarmachen sollte. So achten viele nach der Erkrankung darauf, wie sie ihre Zeit verbringen und mit wem, es wird also neu bewertet, Unpassendes ausgeräumt und Passendes neu ins Leben geholt.

Diese Veränderungen dürften nicht allen gefallen?
Für den Betroffenen ist es wichtig, dass er ein Umfeld hat, Freunde, Partner oder Familienangehörige, bei denen er ehrlich sein darf, wo er keine Maske aufsetzen muss und sagen darf, wie es ihm wirklich geht, ob er Ängste hat und welche. Auch »negative« Gefühle wie Wut und Trauer, auch bezüglich der erlebten Erkrankung, haben ihre Berechtigung und dürfen immer wieder auftauchen. Viele Betroffene erleben jedoch oft Unverständnis im sozialen Umfeld, jetzt »immer noch« von der vergangenen Krankheit zu sprechen oder sich »immer noch« *anders* als früher zu verhalten.

Solange jemand noch mit der Erkrankung »kämpft«, wird ihm zugestanden, mehr auf sich zu schauen. Sobald man aber wieder gesund ist, kann man schnell als egoistisch gelten, wenn man tut, was einem guttut.

Egoismus bedeutet Eigennützigkeit, Ich-Bezogenheit und wird in unserer Gesellschaft oft negativ bewertet. Ich schlage deshalb gerne den Begriff »Selbstfürsorge« vor. Für viele ist es ungewohnt, mehr für sich selbst zu sorgen, aber es ist ein notwendiger Entwicklungsprozess und bedeutet natürlich nicht, rücksichtslos zu werden. Es geht um die nötige Balance, um im Gleichgewicht zu bleiben. Diese Selbstfürsorge sollte selbstverständlich werden.

Zum Beispiel sich regelmäßige Pausen im Arbeitsalltag zu erlauben, Zeit für den täglichen Spaziergang, Entspannungsübungen, Zeit für Hobbys usw. Für jeden Menschen wird dieses Auftanken anders aussehen, wichtig ist herauszufinden, was mir persönlich guttut, und es muss nicht mit einem großen Zeitaufwand verbunden sein. Dann bin ich auch gestärkt, wenn neue Herausforderungen auf mich warten. Die Beschäftigung mit den eigenen Bedürfnissen kann natürlich bedeuten, dass man für andere weniger Zeit hat. Das gefällt dem Umfeld natürlich nicht immer. Oft stößt man auf Widerstand, der Kraft kostet. Veränderungen sind immer ein längerer Prozess, der schrittweise und oft langsam und behutsam vollzogen werden sollte. Sehr, sehr selten erlebe ich auch radikale Veränderungen. Eine Klientin sagte zum Beispiel einmal: »Krebs war das Beste, was mir passieren konnte. Ich habe jetzt mein ganzes Leben auf den Kopf gestellt.« So eine Aussage ist aber eine absolute Ausnahme und für viele andere Betroffene eine regelrechte Provokation. In einem Beratungsgespräch soll es aber die Möglichkeit geben, alle Gedanken und Gefühle aussprechen zu dürfen, weil es eben zu diesem Patienten dazugehört. Solche Aussagen werden selten vor anderen Betroffenen oder Familienangehörigen ausgesprochen.

Suchen Menschen die Schuld an der Erkrankung auch bei sich selbst?
Ja. Manche sagen etwa: »Es wundert mich nicht, dass es so gekommen ist. Ich hatte so viele Probleme, Stress und Ärger all die Jahre.« Sie geben sich selbst also die Schuld an der Erkrankung, die sie vor allem durch Stress verursacht zu haben glauben.

Es gibt viele unterschiedliche mögliche Auslöser für den Ausbruch einer Krebserkrankung. Das, was war, kann man nicht ändern, wenn mir jedoch durch die Erkrankung aufgefallen ist, was ich besser hätte machen können, kann ich dieses Wissen für die Zukunft nutzen. Es geht also wieder darum, das Leben, den Alltag so zu verändern, dass man zufrieden ist, und dafür auch Eigenverantwortung zu übernehmen. Das kann natürlich auch eine Lebensstilveränderung bezüglich Ernährung, Bewegung, Rauchverhalten, Gesundheitsvorsorge usw. betreffen.

Nach einer Therapie müssen laut Schulmedizin fünf Jahre vergehen, ehe man als geheilt gilt. Wie soll man damit umgehen?

Wurde eine Therapie erfolgreich durchgeführt, beginnt für den Betroffenen die Phase der Nachsorge. Die zeitintensive Behandlungszeit ist vorbei, regelmäßige Kontrollen in größer werdenden Abständen beginnen. Diese medizinische Nachsorge soll dafür sorgen, dass ein mögliches Wiederauftreten der Erkrankung möglichst früh erkannt und behandelt werden kann. Diese Kontrollen lösen bei Betroffenen sehr intensive, ambivalente Gefühle aus. Einerseits kann eine Nachkontrolle Sicherheit geben, andererseits kann es auch das Gefühl hervorrufen, dem Krebs eben nicht endgültig entronnen zu sein, und schon Tage vorher sehr große Angst machen. Viele gehen verständlicherweise schweißgebadet zu diesen Kontrollen und haben eine kaum mit Worten zu beschreibende Angst vor einem Rezidiv oder Metastasen. Bei manchen ist die Angst so groß, dass sie am liebsten gar nicht zu den Kontrollen gehen möchten, bei anderen wächst die Angst, wenn sich die Kontrollabstände vergrößern, weil sie eben die Sicherheit brauchen, dass alles in Ordnung ist. Nach einer Kontrolluntersuchung, die bestätigt hat, dass man derzeit gesund ist, fühlen sich viele erleichtert, aber auch oft erschöpft, weil diese psychische Anspannung sehr anstrengend sein kann. Mit jeder geschafften Kontrolluntersuchung können Betroffene wieder Sicherheit und das oft verloren gegangene Vertrauen in den eigenen Körper zurückgewinnen. Nach einer Krebserkrankung leiden viele unter einer quälenden Angst, dass die Krankheit zurückkommen könnte. Diese Ängste von Betroffenen sind in den Beratungsgesprächen fast immer Thema und natürlich verständlich und nachvollziehbar. Angst gehört dazu, kann achtsamer machen, sollte aber nie so groß werden, dass sie im Alltag beeinträchtigt. Es ist ein Unterschied, ob man sagt: »Ich habe Angst« oder »Die Angst hat mich.« Mit jeder gut geschafften Kontrolluntersuchung wird man weniger nervös, das eigene Bild als kranker Mensch kann langsam verblassen, man kann wieder Stück für Stück Vertrauen in den eigenen Körper erlangen und sich wieder als gesund sehen und fühlen. Manchen Patienten erscheint ihr Kontrollintervall fallweise zu lange. Findet man (vermeintliche) Anzeichen der Erkrankung und/oder wird die Angst zu groß, sollte man nicht auf den Kontrolltermin warten und sofort zum Arzt gehen, um sich nicht unnötig zu sorgen.

Ist das Thema Krebs heute noch ein Tabuthema, über das man nicht spricht?

Meine Klienten gehen damit offen um. Freilich kommt es auch vor, dass Betroffene vereinzelt nicht darüber sprechen. Der Grund liegt in der Verunsicherung aller Beteiligten. Betroffene wissen nicht, ob sie sich outen sollen, und das soziale Umfeld weiß nicht, ob sie mit einem Betroffenen darüber sprechen sollen oder nicht. Alle Beteiligten sollten ihre Verunsicherung ansprechen. Am besten wäre es, wenn der Betroffene sagt, ob und mit wem er sprechen möchte, was er braucht, erwartet, was nicht, und auch das Umfeld sollte fragen, was der Erkrankte braucht, was er von Familienangehörigen, Freunden und Arbeitskollegen erwartet. Betroffene können in der Situation nur für sich entscheiden, wie sie mit der Krankheit, aber auch mit der Zeit danach umgehen möchten. Gut gemeinte Tipps und Ratschläge werden immer aus der eigenen Bewertung heraus gegeben. Jemand, der so eine Erkrankung nicht selbst durchgemacht hat, kann aber im besten Fall nur erahnen, was das bedeutet. Ich beschreibe gerne ein Bild im Zusammenhang mit einer Krebserkrankung. Die Erkrankung ist sozusagen der Stein, den man ins Wasser wirft, aber danach bilden sich viele, viele Kreise rund um diesen Stein. Diese Kreise stehen eben für alle Lebensbereiche, die durch die erlebte Erkrankung beeinflusst werden. Das beginnt bei der Person, betrifft Familie, Freunde, Bekannte, Nachbarn, Berufsleben, Existenz, Spiritualität usw. Wie und ob sich jemand in der Öffentlichkeit outet, sollte in Ruhe abgewogen werden. Man sollte tun, was einem am besten für sich selbst erscheint. Meiner

Erfahrung nach gehen die meisten Betroffenen sehr offen mit ihrer erlebten Krankheit um, manche bereuen es aber im Nachhinein, weil sie das Gefühl haben, immer die oder der Krebskranke zu bleiben.

Was kann man für sich und seine Gesundheit konkret tun?

Ohne sich Schuld für Vergangenes aufzuladen, kann man ab sofort besser auf sich achtgeben. Oft erkennt man erst nach einer Erkrankung, einer Krise, dass man zum Beispiel viel Stress gehabt hat. Man kann diese Erkenntnis für sich nützen und sich entscheiden, die Dinge in Zukunft besser zu machen, also ab sofort den Stress aus seinem Leben zu verbannen oder wenigstens zu reduzieren.

Um das Rückfallrisiko zu vermindern, empfehle ich: weniger Stress, rauchfrei leben, eine gesunde Ernährung und vor allem Bewegung. Bezüglich Bewegung ist es auch wichtig herauszufinden, welche Art von Sport zu einem passt. Regelmäßige zügige Spaziergänge, Nordic Walking, Wandern, Radfahren, Laufen, Schwimmen usw. bieten eine gute Möglichkeit, wieder die gesunden Anteile in sich zu spüren. Das kann richtig befreiend wirken. Es tut gut zu wissen, dass man selbst für seine Gesundheit etwas tun kann, dass man dazu beitragen kann, gesund zu werden und zu bleiben. Da geht es auch um Selbstbestimmtheit, Autonomie und Eigenaktivität.

Aber auch hier kann es ein »Zuviel« geben. Manche Betroffene leben in ständiger Angst, irgendetwas falsch oder zu wenig zu machen, um gesund zu bleiben, und setzen sich dadurch wieder unter Stress. Meiner Meinung nach ist das Wichtigste herauszufinden, welcher Weg für mich gut ist, was für mich hilfreich ist. Strategien, die anderen hilfreich erscheinen, müssen für mich nicht unbedingt passen.

Man sollte nicht nur Schädliches weglassen, sondern auch Neues, Stärkendes in sein Leben holen, und zwar Tätigkeiten, die einem guttun. Viele machen lange Zeit den Fehler, auf das zu verzichten, was ihnen guttut. Sie sollten sich fragen: »Was tue ich für mich? Tue ich genug für mich selbst, achte ich auf mich, sorge ich für mich und meine Bedürfnisse?« Es gilt also, die eigenen Bedürfnisse zu erkennen, sie zu erfüllen und diese Bedürfnisse seinem nahen Umfeld auch mitzuteilen.

Wichtig ist auch, auf seine Gedanken und Worte zu achten. Gedanken und Sprache haben große Macht. Jeder Gedanke, jedes gesprochene Wort und jedes mir gesagte Wort hat eine Wirkung auf mich, auf meine Gefühle, meinen Körper und mein Verhalten. Als kleines Experiment können Sie sich einfach eine Zitrone vorstellen, ihre Form, Farbe, Größe, wie sie sich anfühlt, wie sie riecht usw. Dann stellen Sie sich vor, dass Sie diese Zitrone aufschneiden und in ein Stück hineinbeißen. Die meisten bekommen nur durch diese Vorstellung einen verstärkten Speichelfluss, verziehen das Gesicht, schütteln sich, als ob sie wirklich diese saure Zitrone schmecken würden. So macht es natürlich auch einen Unterschied, ob ich denke, »ich schaffe das« oder »hoffentlich mache ich nichts falsch«. Und es ist hilfreich, nach einer erfolgreichen Tumorentfernung zu denken und zu sagen, »ich hatte einen Tumor« und nicht »ich habe einen Tumor.« Ein wesentlicher erster Schritt dabei ist Selbstbeobachtung. Viele kleine negativ formulierte Gedanken summieren sich und jeder einzelne Gedanke kann neu formuliert werden und wirkt somit auch anders.

Wird man die Ängste vor einem Rezidiv irgendwann los oder bleibt man gedanklich lebenslang ein Patient?

Die Angst vor einem Rezidiv trifft jeden und ist völlig normal. Belastet sie den Alltag jedoch massiv, raubt sie einem über einen längeren Zeitraum den Schlaf und besteht die Gefahr einer Depression, sollte man professionelle Hilfe in Anspruch nehmen und einen Psychoonkologen, Psychologen, Psychotherapeuten und seinen Arzt aufsuchen. Manche sagen: »Operation geglückt, ich lebe und bin gesund«, andere wiederum brauchen viele Jahre, bis sie zu diesem Punkt gelangen. Mit der Angst umzugehen, ist ein Lernprozess. Bei manchen taucht die Angst auf einmal wieder Jahre nach der Behandlung auf, etwa wenn jemand aus dem Umfeld ebenfalls erkrankt ist.

Es ist zunächst wichtig, das Erlebte anzunehmen, es zu akzeptieren, wie es nun einmal war und ist. Dagegen anzukämpfen bringt nichts und kostet viel Energie. Manche übersehen, was im Hier und Jetzt gut ist, und sehen nur die Krankheit. Man sollte aber vor allem auf die gesunden Anteile achten und den Fokus auf das legen, was möglich ist, und nicht auf das, was vielleicht nicht mehr möglich ist. Dann kann man mit der Zeit wieder Vertrauen in sich und seinen Körper gewinnen und Resilienz entwickeln, das heißt, man gewinnt an Stärke und Vertrauen und kann mit den Herausforderungen des Lebens besser umgehen. Man kann selten beeinflussen, was einem passiert, man kann jedoch beeinflussen, wie man damit umgeht, was man daraus macht.

Die Akzeptanz der (vergangenen) Erkrankung, der damit verbundenen Ängste, der dadurch nötigen Veränderungen usw. gehört zur Bewältigung dieser schwierigen Phase. So kann man Schritt für Schritt wieder Vertrauen gewinnen, in den eigenen Körper, die Gesundheit, die eigenen Ressourcen, Stärken, Strategien, und ein grundsätzliches Vertrauen, auch großen Herausforderungen gewachsen zu sein. Durch das Erlebte und die Erfahrung der persönlichen Bewältigungsstrategien fühlen sich viele Betroffene auch gestärkt. So kann man auch lernen, mit immer wieder auftretenden Ängsten und Unsicherheiten umzugehen. Wichtig ist es auch, sich ein Leben ohne Krebs zu erlauben, das heißt immer weniger oft daran zu denken. Eine Patientin hat mir erklärt, dass sie sich von Anfang an ab und zu »krebsfrei« gegeben hat und dass ihr das immer öfter und immer besser gelungen ist. Es darf wieder mehr Normalität in den Alltag einkehren. Dieser neue Alltag wird durch das Erlebte so oder so eine andere Qualität erhalten.

Wenn man die Therapie überstanden hat und »die Zeit danach« beginnt, wird man wieder der Mensch, der man zuvor war?

Ich denke, ein jeder verändert sich dadurch. Wie sehr, das ist individuell natürlich verschieden. Was auffällt, ist, dass viele bewusster und oft auch dankbarer durch ihr neues Leben gehen als zuvor. Dankbarkeit und auch Demut wird für viele ein Thema. Manche Betroffene erleben Gesundheit, Zufriedenheit, glückliche Beziehungen, einen sicheren Arbeitsplatz usw. nicht mehr so selbstverständlich wie vor der Erkrankung und schätzen dies viel mehr. Eine Patientin berichtete, dass sie erst jetzt wieder so richtig zu leben gelernt hat und dadurch eine ganz andere Lebensqualität empfindet.

Und auch Stolz spielt oft eine Rolle. Krebs ist in der Gesellschaft so sehr mit Angst behaftet, dass viele ehemalige Kranke von sich selbst überrascht sind, wie gut sie die Krankheit bewältigt haben, welche kreativen, individuellen Strategien sie entwickelt haben. Oft höre ich: »Ich bin stolz auf das, was ich geschafft habe.« Und viele sind auch stolz auf ihre persönliche Weiterentwicklung. Dankbarkeit für das Leben und Stolz auf sich selbst, das macht stark und bringt Lebensfreude und Energie, und alle Betroffenen sollten auch stolz auf das sein, was sie in dieser schwierigen Zeit leisten.

Als Psychologin und Psychoonkologin sind Sie mit viel Leid konfrontiert. Wie gehen Sie damit um?

Die vielen Schicksale berühren mich natürlich. Ich achte immer darauf, wie ich in dieser Situation weiterhelfen kann, welche »Werkzeuge« ich anbieten kann, aber natürlich auch darauf, wo meine Grenzen sind. In der Beratungstätigkeit geht es darum, die Betroffenen zu stärken und dabei zu unterstützen, ihre eigenen Ressourcen zu finden und einzusetzen. Es ist unglaublich schön, wenn man beobachten kann, wie jemand Stück für Stück Vertrauen in die eigenen Fähigkeiten entwickelt und dadurch stärker wird. Ich schaue gut auf mich und lade immer wieder meine Akkus auf. Ich habe eine tolle Familie, nette Freunde, betreibe gerne Sport, lese und kann dabei gut abschalten. Und ich darf sagen: Ich liebe meine Arbeit. Sie ist ein großes Geschenk für mich. Ich lerne von jedem einzelnen Klienten und ich habe wirklich Hochachtung vor allen Betroffenen. Sie sind für mich die wahren »Experten«, sie alle zeigen mir immer wieder, was wichtig ist im Leben, und das schätze ich sehr. Natürlich ist es für mich am schönsten, wenn ich erlebe, dass jemand die Krankheit »besiegt« hat und als geheilt gilt und ich diese »Gesundheitsverläufe« eine Zeit lang begleiten darf. Es berührt mich aber auch ungemein zu sehen, mit welcher unbändigen Lebensfreude und Intensität manche palliativ behandelten Patienten ihr Schicksal meistern, jeden guten Augenblick genießen und wirklich im Hier und Jetzt leben. Von diesen Menschen kann man lernen.

Ängste bewältigen – jetzt leben

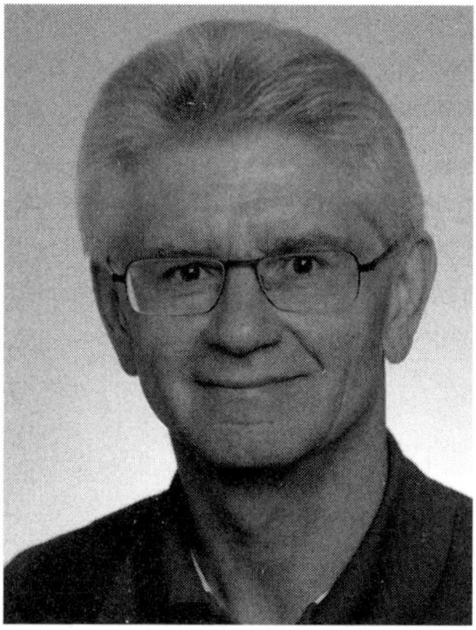

Dr. Hans Morschitzky

Dr. Hans Morschitzky ist einer der renommiertesten Psychotherapeuten und Angstexperten im deutschen Sprachraum. Er hat zahlreiche erfolgreiche Bücher über Ängste und deren Überwindung geschrieben. Über die Angst vor Rezidiven bei Krebs schreibt er im Buch »*Die Angst vor Krankheit – verstehen und überwinden*« (Verlag Patmos, 2. Auflage der Neuausgabe), dass zahlreiche Krebskranke durch Ängste vor einem Rückfall so stark belastet sind, dass ihnen das Leben keinen Spaß mehr macht, obwohl sie von den Ärzten für gesund erklärt wurden und seit vielen Jahren ohne Rückfall leben. Auch persönlich ist ihm die Angst vor Krankheit nicht unbekannt, beschreibt er im eben zitierten Buch seine Erfahrung mit dem Verdacht auf eine schwerwiegende Herzkranzgefäßverengung, die er sich infolge seines Diabetes vom Typ II zugezogen habe. Nach zwei gleichlautenden Diagnosen mittels Belastungs-EGK ergab schließlich eine Herzkatheteruntersuchung, dass er nicht herzinfarktgefährdet sei, sondern »nur« eine Verengung eines Gefäßes unter großer körperlicher Belastung auftrete. Morschitzkys persönliche Schlussfolgerungen: »Wie Ihre Organbefunde auch immer sein mögen – es liegt in Ihrer Hand, ob Sie ein Leben führen, das getragen ist vom Streben nach Erhaltung oder Verbesserung Ihres Gesundheitszustandes oder das von der Befürchtung, immer kränker zu werden, überschattet ist. Ich habe die erste Möglichkeit gewählt.«

Die folgenden Seiten geben die Essenz eines langen Gesprächs mit Dr. Hans Morschitzky wieder:

Ängste nicht unterdrücken – ins Tun kommen

Wer einmal mit einer schlimmen Diagnose konfrontiert war, entwickelt häufig Ängste. Diese können vielfältig sein: Angst vor der Wiederkehr der Erkrankung, Angst vor dem Tod. Für viele ist jedoch eine andere Angst am stärksten ausgeprägt, nämlich die Angst, langsam und stetig körperlich zu verfallen, dahinzusiechen, schwach und hilflos zu werden, behindert und voller Schmerzen. Die Aussicht auf eine rapide fallende Lebensqualität verunsichert und lässt den Selbstwert sinken. In diese Ängste mischen sich Schuldgefühle gegenüber den Angehörigen, denen man die Last des eigenen Verfalls aufbürdet. Manche glauben sogar, das Leben der Angehörigen dadurch zu zerstören. Diese Angst vor dem körperlichen Verfall ist für diese Menschen also das Schlimmste, das sie sich vorstellen können, der Tod dagegen eine Erleichterung. Freilich kommt bei vielen auch die Angst vor dem Tod hinzu. Der Tod gehört zwar für jeden von uns zum Leben, ist Bestandteil und Abschluss, doch Menschen, die eine schlimme Krankheit erfahren haben, müssen sich sehr unmittelbar und frühzeitig, oft schon in jungen Jahren mit diesem Thema auseinandersetzen.

Wer eine Krankheit überlebt hat, als geheilt gilt oder zumindest als stabil, der lebt fortan mit seinen Krankheitsängsten. Das ist normal und man sollte diese Ängste nicht unterdrücken. Freilich ist das Ausmaß der Angst entscheidend, ob man gut mit ihr leben kann oder nicht. Ist sie zu groß, dann lähmt sie. In diesem Fall sollte man professionelle Hilfe in Anspruch nehmen. Ängste in geringerem, »normalem« Ausmaß können auch motivieren. Sie motivieren, uns zu ändern, gesünder zu leben, unser Leben zu ordnen, zu verbessern, neu zu starten. Viele Patienten leben nach überstandener Erkrankung viel gesünder als zuvor. Sie tun das aber oft aus Angst vor einer Wiedererkrankung. Es ist zwar gut, wenn der eine viel sportelt und der andere sehr auf seine Ernährung achtet, man sollte das aber nicht aus einer Krankheitsangst heraus tun, sondern aus der Motivation, ab sofort besser für sich zu sorgen, aus Liebe zu sich und zum Leben. Viele beginnen aus der Angst heraus ihr Leben zu verändern und mit der Zeit ändern sich glücklicherweise auch ihre Motive für ihr Tun. Sie schaffen es mit der Zeit, ein gesundes und befriedigenderes Leben zu führen, ohne den Hintergedanken, dass sie das machen müssen, weil ansonsten wieder die Krankheit in ihr Leben treten könnte.

Was können wir also tun? Eben dies: Ins Tun kommen. Das Restrisiko einer Wiedererkrankung zu akzeptieren und gleichzeitig aktiv zu leben. Ein wenig Angst ist in Ordnung, man soll auch gar nicht versuchen, völlig angstfrei zu werden, sondern sich auf das Machbare – nicht auf das Restrisiko – konzentrieren. Konzentration auf das, was man jetzt tun kann, ist entscheidend. Sei es, sich um die Kinder zu kümmern, Wünsche auszuleben oder einfach das zu tun, was im Moment möglich ist.

Die Rezidivangst in der Psychotherapie

Die Angst vor einer Wiedererkrankung darf man nicht mit einer Hypochondrie verwechseln. Bei Ersterer fürchtet man aufgrund einer früheren Erkrankung deren Wiederkehr. Bei einer Hypochondrie jedoch stellt man sich bloß vor, wie es wäre zu erkranken, man interpretiert harmlose Signale als gefährliche Symptome einer Erkrankung. Wer einmal Krebs gehabt hat und sich vor einer Wiedererkrankung fürchtet, ist also keinesfalls ein Hypochonder.

In einer Therapie erlernt man, mit den Folgen der Erkrankung und der neuen Lebenssituation umzugehen. Auch wenn man wieder gesund ist, ist man nicht mehr der gleiche Mensch wie vorher, körperlich und psychisch. Zum Beispiel kann eine Schmerzstörung geblieben sein oder eben eine Angststörung. Beides lässt sich gut behandeln.

Selbstbestimmung statt Selbstaufgabe

Wer sich selbst aufgibt, dem kann man schwerlich helfen. Menschen sollten gestärkt und nicht durch Kommentare und Prognosen verunsichert werden. Wenn mancher Arzt in seiner Hilflosigkeit sagt, man könne für den Patienten nichts mehr tun, ist das einer der schlimmsten Fehler, den man machen kann, denn ein solcher Kommentar führt rasch zur Selbstaufgabe des Patienten. Man sollte also unbedingt negative Kommentare vermeiden. Wichtig für einen Patienten ist es auch, in keine Depression zu schlittern. Diese führt zu Schlaflosigkeit und Schmerzen. Zudem verschlechtert sich das Gesundheitsverhalten, man achtet nicht mehr auf die Ernährung und vernachlässigt die Bewegung. Auch die nötigen Medikamente werden oft nicht mehr eingenommen, weil man glaubt, dass ohnehin alles umsonst sei. Eine Depression kann viele körperliche Krankheiten verschlimmern. Sie schwächt das Immunsystem und damit die Selbstheilungskräfte. Das wiederum kann das Rezidivrisiko erhöhen.

Es gilt also unbedingt zu vermeiden, in eine echte Depression zu fallen. Jeder kann sich dabei selbst am besten helfen, indem er viele Handlungen setzt, um nicht depressiv zu werden. Man sollte aktiv bleiben, Sport betreiben, wenn das möglich ist, sich nicht zurückziehen. Die eigene Einstellung ist ausschlaggebend. Es ist ein großer Unterschied, ob ich sage: »Ich habe ohnehin keine Chance«, oder ob ich sage: »Habe ich eine Chance, will ich sie nutzen.« Ein Beispiel zur Veranschaulichung: Ein Bergsteiger, der allein abseits gängiger Routen unterwegs ist, fällt in eine Felsspalte, aus der er alleine unmöglich herauskommen kann. Weit und breit dürfte kein anderer Mensch sein, die Chancen stehen daher sehr schlecht, dass ihn jemand hört und dass er daher überlebt. Zu schreien wird logisch gesehen nichts nützen, dennoch: Er wird schreien und um Hilfe rufen. Es bringt nichts, sich das Schlimmstmögliche vorzustellen, man tut, was man kann, und das ist in diesem Fall um Hilfe rufen. Vielleicht hat er Glück und es hört ihn jemand, dann wird er gerettet. Hätte er von vornherein aufgegeben, hätte er sich diese Chance genommen. Bei der Gesundheit ist es ähnlich: Man muss das tun, was möglich ist. Handeln und sich nicht das Schlimmste ausmalen. Nicht auf möglicherweise schlechte Statistiken und Prognosen achten, sondern seine Chancen zu nützen versuchen. Das heißt, ich schaue, was ich jetzt im Moment tun kann, um meine Überlebenswahrscheinlichkeit zu erhöhen. Gesundes tun, gute Beziehungen zum Partner, den Kindern, Eltern und Freunden pflegen und jede Isolation zur Umwelt vermeiden.

Sprechen oder schweigen

Fast ein jeder, der ein einschneidendes Ereignis erfährt, will früher oder später darüber sprechen. Es ist daher wichtig, ein soziales Umfeld zu haben, das die nötige Unterstützung geben kann. Das kann ein Freund, eine Selbsthilfegruppe, manchmal auch ein Familienmitglied oder der Partner sein. Es sollte jemand sein, der einen gut versteht und von dem man weiß, dass er durch diese Gespräche nicht zu stark belastet wird. Belastet man nämlich jemanden wissentlich mit seinen Problemen, bereitet das ein schlechtes Gewissen und das wiederum belastet einen selbst. Daher ist der Partner oft nicht die richtige Ansprechperson, da er emotional zu nahe steht. Es tut gut, seine Gefühle, Ängste und Hoffnungen mit einem anderen Menschen zu teilen. Was man aber nicht machen sollte, ist ständig, also immer wieder über seine Probleme zu sprechen. Einmal hinsehen, auf das, was war und ist, dann darüber sprechen und sich dann wieder anderen Dingen aktiv zuwenden.

Der Einfluss von geistiger Vorstellung, Denken und Visualisierung von Bildern

Geistige Vorstellungen und vor allem Bilder können helfen, sich gesund zu fühlen und Ängste zu nehmen. Jeder Mensch sollte sich eigene Bilder erschaffen, er kann sich etwa stark und gesund sehen, bei seiner Lieblingsbeschäftigung, bei einem schönen Erfolg, in der Natur, was auch immer. Bilder sind mächtig und wichtig. Wir können uns vorstellen, wie uns Gesundheit durchfließt oder wie wir Krankheit wegatmen oder wie uns unsere Abwehrzellen unterstützen, indem sie kranke Zellen entfernen. Ich denke, es sollten aber keine Bilder sein, die einen inneren Kampf zeigen, also dass man Krebszellen martialisch bekämpft. Besser ist es, wenn man Gesundheit einatmet oder Krankheit ausatmet. Solche Bilder zu visualisieren beruhigt einerseits, andererseits stärken sie auch tatsächlich die

Selbstheilungskräfte. Wenn man einwenden möchte, dass diese Wirkung möglicherweise nur auf einem Placeboeffekt beruht, macht das in seiner Auswirkung keinen Unterschied, weil auch ein Placebo zweifelsfrei wirkt.

Wichtig ist der Glaube. Glaubt man an etwas, dann wirkt dieser Glaube auch. Den Glauben, etwas bewirken zu können, nennt man Selbstwirksamkeit. Es bedeutet, dass man selbst etwas tun kann für seine Gesundheit und dass man nicht hilflos ausgeliefert ist. Denn es ist wichtig, das Gefühl von Hilflosigkeit, das sich bei einer traumatischen Erfahrung – wie einer schlimmen Diagnose – einstellt, zu überwinden, um in ein aktives Tun kommen zu können.

Magisches Denken oder die Angst vor selbsterfüllenden Prophezeiungen

Manche Menschen glauben, dass sie unbedingt positiv denken müssen, ansonsten, meinen sie, würden sie Krankheiten psychisch anziehen. Sie glauben an sogenannte selbsterfüllende Prophezeiungen. Sie wagen es nicht, Gedanken an eine Erkrankung, an ein mögliches Rezidiv zuzulassen, denn sie glauben, dass sich ihre eigenen negativen Gedanken dann mit Sicherheit erfüllen würden. Sie müssen also stets positiv denken, damit nichts Schlimmes passiert. Sie glauben, wenn sie sich vor der Erkrankung fürchten, werden sie diese auch bekommen. Eine solche Reduzierung auf einen rein psychischen Krankheitsauslöser ist jedoch völlig übertrieben und auch gefährlich. Diese Menschen haben sich in ein magisches Denken hineinversetzt, sie glauben, dass negatives Denken sofort Krankheiten anzieht, und achten penibel auf ihre Gedanken. Solch ein magisches Denken wird schnell zum Zwang, der mit gesundem Denken wenig zu tun hat, denn Betroffene steigern sich so in ihre Gedankenwelt hinein, dass sie vergessen, das Leben in der Realität zu leben. Gefährlich ist dieses magische Denken, weil man sich die Schuld gibt, falls man nicht gesund wird, und weil es Angst erzeugt, bloß nicht »falsch« zu denken. Der psychische Anteil an Gesundheit oder Krankheit wird hochstilisiert. Es ist jedoch zu einfach, wenn man glaubt, dass die Psyche allein ursächlich ist. Dabei übersieht man, dass Krebs multifaktoriell ist, dass also viele Faktoren eine Rolle spielen und nicht nur das Denken. Natürlich kann es sein, dass großer Stress oder Ähnliches das Immunsystem schwächt und über diesen Weg seinen Anteil an einer Erkrankung hat, aber man sollte nicht glauben, dass die Ursachen *nur* psychisch bedingt sind. Es liegt immer eine Wechselwirkung von Körper, Psyche und Umwelt vor.

Problematisch ist es auch, wenn manche zum Beispiel denken: »Wenn du deine Lebensaufgabe nicht löst, strafst du dich in Konsequenz mit Erkrankung.« Das ist eine Art altes Sündenbewusstsein, es besagt, selbst schuld am eigenen Unglück zu sein. Das ist jedoch zu simpel und damit schadet man sich. Positives Denken ist natürlich nicht falsch, doch man muss aufpassen, dass man die Realität und die Handlungsmöglichkeiten nicht aus den Augen lässt. Eine positive Lebenseinstellung stärkt auch das Immunsystem, das ist keine Frage, das heißt jedoch nicht, dass man krank wird, wenn man es nicht schafft, immer positiv zu denken. Man sollte sich nicht selbst zwangsverpflichten, immer positiv denken zu müssen, denn das erzeugt erst recht Psychostress.

Neue Chance, aber Vorsicht vor Verklärung

Häufig drängt in dieser Lebensphase die Frage nach dem Sinn des eigenen Lebens ins Bewusstsein. Man stellt sich die Frage: Ergibt das Sinn, was ich jetzt mache? Es ist wichtig zu wissen, welchen Sinn das Leben hat, denn Sinn beeinflusst unser Leben stark. Sehe ich Sinn darin, wieder ganz gesund zu werden oder zu sein, dann werde ich aktiv, handle, kümmere ich mich um meine Gesundheit und mein Selbst.

Übersteht man eine schwere Erkrankung, bietet das die Chance auf einen Neuanfang, auf Veränderung, das ist richtig. Ich warne jedoch vor einer Idealisierung und Verklärung der Situation. Ich sehe eine Gefahr darin, wenn manche sagen, dass sie die Erkrankung gebraucht haben, um ihr Leben zu ändern, und gar, dass es gut war, die Erkrankung zu bekommen, da man ansonsten im alten Leben weiterhin unglücklich oder gestresst gelebt hätte. Denn das führt schnell dazu, dass man sich selbst die Schuld für die Erkrankung gibt, im Sinne von: »Hätte ich nicht so schlecht, gestresst und unglücklich gelebt, wäre ich gesund geblieben.« Solche Aussagen sind nämlich nie zu beweisen, ihre Richtigkeit ist völlig ungewiss. Es ist zwar nicht unmöglich, dass die Lebensumstände eine Erkrankung beeinflussen und auch auslösen, bei Krebs gibt es aber so viele mögliche Ursachen, dass es sich nie sagen lässt, dass genau dieser oder jener Umstand zur Erkrankung geführt hat. Wenn man sich also davor hüten soll, sich die Schuld für Vergangenes zu geben, heißt das aber nicht, dass man nicht ab sofort besser für sich sorgen soll. Eine neue Lebenssituation bedeutet auch eine neue Chance für das jetzige und künftige Leben und die kann und soll man nützen. Man soll also nicht sagen, ich bin krank geworden, weil ich früher meine Chancen auf ein gutes, gesundes Leben nicht genützt habe, aber man kann seine Chancen im Jetzt nützen, und zwar Tag für Tag. Bemüht man sich, dass jeder Tag ein guter wird, dann lebt man wirklich.

Achtsamkeit – jetzt leben

Viele psychische Probleme rühren daher, dass man gedanklich zu viel in der Vergangenheit oder in der Zukunft lebt. Bei einem Trauma (schwere seelische und/oder körperliche Verletzung) kommt uns das Erlebte in sehr belastender Weise immer wieder ungewollt so unter, als könnte dasselbe stets neu passieren. Wir erinnern uns bewusst oder unbewusst ständig daran, was damals passiert ist. Was können wir tun? Es stimmt zwar, wir können negative Erlebnisse nicht mehr vergessen und ungeschehen machen, aber wir können sie durch neue positive Erfahrungen in der Gegenwart korrigieren und ergänzen.

Entwickelt jemand eine ständige Angst vor einer Rückkehr oder Verschlimmerung der Erkrankung, dann ist seine Aufmerksamkeit stets in die Zukunft gerichtet. Er fragt sich, ob und wann was passieren wird, ob man gesund bleibt oder wird oder ob alles noch viel schlimmer wird. Bei einer Angststörung eines genesenen Menschen bestimmt die bildhafte Vorstellung, dass etwas Schlimmes passieren könnte, das Verhalten viel stärker als die momentane Erfahrung, dass keine aktuelle Bedrohung besteht. Oft wird das »sich Sorgen machen« zum Lebensinhalt. Manche leben unter dem Motto: »Wenn ich mir nur genug Sorgen mache, kann ich damit Schlimmes abwehren. Ließe ich es mir dagegen gutgehen, würde die Krankheit zuschlagen.«

Was kann man tun? Egal ob man gedanklich zu viel in der Vergangenheit oder in der Zukunft lebt, eine Rückkehr in die Gegenwart eröffnet die Chancen auf ein gutes und sinnvolles Leben. Die Gegenwart ist die einzige Zeit, die wir wirklich haben, die wirklich existiert. Die Vergangenheit ist vorbei, wir können sie nicht ändern, und die Zukunft ist ungewiss und noch nicht da. Die Lösung: Bleiben Sie bei Ihrem Tun im Hier und Jetzt, im gegenwärtigen Moment. Was können Sie *jetzt konkret* tun, um eine Besserung und mehr Lebensqualität zu erreichen? Was können Sie *jetzt konkret* tun, um Ihr Leben zu genießen und/oder sinnvoll zu gestalten?

Im Jetzt leben bedeutet jedoch nicht, Gedanken an die Vergangenheit oder die Zukunft zu unterdrücken. Verdrängen kostet viel Kraft. Lassen Sie alle Gedanken, Bilder, Vorstellungen, Gefühle und auch körperlichen Empfindungen zu, ohne dagegen anzukämpfen. Nehmen Sie Ihre Ängste an. Sie sind da. Dann konzentrieren Sie sich wieder auf das, was Sie jetzt in diesem Augenblick tun (möchten/können). Das Motto: »Einerseits denke, spüre und empfinde ich im Augenblick dies oder jenes (Angst, Wut, Traurigkeit, Schmerz …), andererseits möchte ich dies und jenes tun (ein bestimmtes Ziel verwirklichen, aktiv an mir arbeiten usw.).« Achtsam im Augenblick leben bedeutet auch, den Körper so wahrzunehmen, wie er gerade ist. Das ermöglicht eine optimale Selbstfürsorge ohne permanente Überforderung.

Sehr hilfreich ist es, sich zu fragen: Was kann ich jetzt im Augenblick tun, um gut und gesund zu leben (das gilt für alle Erkrankungen). Was kann ich *tun*, damit der Tag ein guter wird. Was kann ich tun, was mich erfreut, aufbaut und immunstärkend ist. Es geht nicht nur darum, positiv zu denken, sondern zu handeln, positive Erfahrungen zu machen, jeden Tag so zu leben, dass ich das Beste heraushole.

Wichtig dabei ist, auf sich selbst zu hören, was einem guttut, und nicht Konzepte anderer zu übernehmen, keinem Guru zu folgen. Durch Anleitungen in Büchern und durch Beispiele anderer kann man sich zwar wertvolle Tipps holen, aber jeder sollte sich sein individuelles Rezept selber basteln. Nur man selbst weiß, was das Beste für einen ist, nur man selbst weiß, was im eigenen Leben zu ändern ist, was konkret nötig ist und was nicht. Nicht ein jeder muss auf der Suche nach einem besseren Leben seinen Job kündigen, seinen Partner verlassen oder eine Weltreise machen.

Bei dem einen passt dies, bei dem anderen jenes. Jeder wird dort ansetzen, wo es konkret Probleme gibt. Der eine wird die Ernährung umstellen, der andere Ordnung in seine Beziehung bringen, jeder muss für sich seinen Weg finden. Einfach und hilfreich ist die Frage: »Was brauche ich jetzt?« Diese Frage sollte man sich jeden Tag stellen.

Man könnte eine achtsame Haltung so zusammenfassen: Ich spüre meine Gefühle, sehe meine Hoffnungen und Ängste, aber jetzt bin ich hier, jetzt kann ich handeln, ich tue jetzt, was nötig ist. Ich akzeptiere, was ist, und mache etwas aus meiner Zeit, und zwar jeden Tag.

Erkenntnisse

Krise als Chance

Eine Erkrankung ist für die meisten Menschen Anlass, über das eigene Leben nachzudenken und Bilanz zu ziehen. Fragen tauchen auf und werden reflektiert: Wie ist mein Leben gelaufen? War es so, wie ich es mir erträumt habe, oder habe ich völlig an dem vorbeigelebt, wie ich es mir gewünscht habe? Bin ich glücklich oder wenigstens zufrieden oder waren die vergangenen Jahre nichts anderes als eine Aneinanderreihung anstrengender, freudloser Tage? Befriedigt mich meine Arbeit, bin ich mit meiner privaten Situation glücklich? Habe ich wirklich gelebt oder die mir wichtigen Dinge nur aufgeschoben? Viele Fragen tauchen auf und die Antworten, die man ohnehin in seinem Inneren mit sich trägt, drängen nach außen, wollen artikuliert und ernst genommen werden. Verdrängtes tritt an die Oberfläche, ob es einem gefällt oder nicht; es ist ein Prozess, der sehr schmerzhaft sein kann. Dieser erzwungene Blick auf das eigene Leben kann aber auch eine Chance sein, dieses künftig anders zu leben. Die Fehler der Vergangenheit müssen nicht für alle Zeit wiederholt werden, man kann sie abstellen und Änderungen herbeiführen. Viele der Menschen, die in diesem Buch ihre Geschichte erzählen, haben diesen Prozess erkannt und bewusst geführt. Sie haben ihre Vergangenheit analysiert und sich klare Vorstellungen einer besseren Zukunft gemacht. Und sie haben ihren Vorstellungen Taten folgen lassen: Sie kümmern sich nun viel mehr um sich selbst, haben einen gesunden Egoismus entwickelt, haben gelernt, »Nein« zu sagen zu übertriebenen Anforderungen, weigern sich, sich weiterhin zu stressen, haben neue Berufsfelder für sich entdeckt und manche haben einen neuen Partner an ihrer Seite. Viele von ihnen haben die Erkrankung als Chance für sich erkannt, Altes, nicht mehr Dienliches aus ihrem Leben zu entfernen, um Platz zu machen für ein freudvolleres Leben. Freilich ist Veränderung oft mit Angst verbunden und die Umsetzung von Veränderung stößt häufig auf Unverständnis. Manche der befragten Personen fühlten sich auch überfordert, Veränderungen durchzuführen, sie empfanden die Möglichkeit dazu als Druck und nicht als Chance. Niemand sollte gedrängt werden, künftig anders leben zu »müssen« als bisher, jeder hat die freie Entscheidung. Manche wissen sofort, was alles anders werden soll, andere brauchen viel Zeit, um sich darüber klar zu werden und manche wollen im Wesentlichen so weitermachen wie bisher.

Ich und die anderen

Einige Interviewte berichten, dass sie von ihren Mitmenschen wenig bis keine Hilfe oder Verständnis erhalten haben. Und schlimmer noch: Dass sie ihre Erkrankung sogar verheimlicht haben, weil sie dieses Thema immer noch als Tabu empfunden haben. Und tatsächlich reagieren Partner, Familie, Freunde und Bekannte oft nicht so, wie man es sich wünschen würde. Der Grund dafür ist simpel: Es herrscht eine generelle Unsicherheit vor, wie man mit diesem Thema umgehen soll. Kaum einer weiß, wie er sich einem Erkrankten gegenüber verhalten soll. Und aus Angst, etwas Falsches zu sagen, ziehen sich Freunde und Bekannte zurück und sagen gar nichts. Einige Betroffene haben das Problem gut gelöst, indem sie von sich aus ihre Familie und das soziale Umfeld darüber informiert haben, ob und in welchem Rahmen sie darüber sprechen möchten.

Selbsthilfegruppen sind ein guter Rahmen, um sich mit anderen Menschen auszutauschen. Hier muss man nicht befürchten, auf Menschen zu treffen, die einen nicht verstehen. Freilich nehmen das Angebot vorwiegend Frauen wahr, Männer versuchen zumeist alleine mit ihren Problemen zurechtzukommen. Ein trauriges Detail: Manche Menschen sehen sich gezwungen, ihre Erkrankung geheim zu halten, weil sie befürchten, anderenfalls gebrandmarkt zu sein und »Freunde« oder den Job zu verlieren. Zwei ehemalige Patienten, die stets offen über ihre Erkrankung sprechen, haben mir erzählt, dass sie aufgefordert wurden, über ihre Krankheit zu schweigen. Zum Glück lassen sie sich nicht den Mund verbieten. Stattdessen sagen sie sinngemäß: »Seht her. Es gibt uns. Wir leben!« Ganz anders sieht es mitunter in ländlichen Regionen aus, hier herrscht vor allem unter älteren Menschen noch immer die Tendenz vor, die Erkrankung zu verheimlichen, ganz unter dem Motto: »Was würden denn die anderen denken?« Eine Haltung, die hoffentlich bald der Vergangenheit angehört. Eine Erkrankung ist weder eine »Schande« noch eine »Strafe Gottes.« Es ist traurig, darüber auch nur ein Wort verlieren zu müssen.

Hilfe für Angehörige

Eine Krebserkrankung bricht nicht nur über den Erkrankten, sondern auch über die engsten Familienmitglieder herein. Auch sie sind betroffen, auch für sie ändert sich vieles im Leben. Für Monate oder gar Jahre ist die Leichtigkeit des Lebens dahin, sie müssen plötzlich mehr Aufgaben übernehmen und sind zudem oft einzige Ansprechpartner des Erkrankten, was bedeutet, dass sie jede Menge Leid mit- und abbekommen. Als Angehöriger fühlt man sich oft hilflos und weiß nicht, was zu tun ist (wie sollte man auch?) und wie man mit dem Erkrankten umgehen soll. Die Belastung kann enorm sein. Wichtig ist, sich Auszeiten zu nehmen, Energie zu tanken, sich Gutes zu tun und vor allem mit jemanden über die eigene Situation zu sprechen. Das kann ein guter Freund sein, ein Psychologe (z. B. der Krebshilfe) oder der Austausch in Selbsthilfegruppen für Angehörige.

Arzt und Patient

Die Erfahrungen von Patienten im Umgang mit Ärzten sind zwiespältig. Die einen sind mit der ärztlichen Betreuung zufrieden und fühlen sich medizinisch gut versorgt. Andere wiederum haben die Erfahrung gemacht, bloß eine Nummer im Krankenbetrieb zu sein, ein gesichtsloser Patient und kein Mensch, den man mitfühlend behandelt. Häufig wird kritisiert, dass man in Spitälern ausschließlich Chemotherapie, Bestrahlung und Co. angeboten oder gar aufgedrängt bekommt, alternative Behandlungsmethoden aber verschwiegen oder gar belächelt werden. Bemängelt wird auch, dass man über die Möglichkeiten, wie man durch den eigenen Lebensstil das Risiko eines Rezidivs vermindern kann, zu wenig aufgeklärt wird oder dass diese Möglichkeiten von manchen Onkologen sogar bestritten werden. Häufig verheimlichen Patienten ihren Ärzten, dass sie sich neben der schulmedizinischen Behandlung auch alternativ behandeln lassen, da dies oft mitleidig belächelt wird.

Das Leben ist ein Prozess

Leben bedeutet Veränderung. Jeder Augenblick ist einmalig und kommt so nicht wieder. Veränderungen geschehen ständig und ohne unser bewusstes Zutun. Manchmal nehmen wir Korrekturen unserer Lebenslinien auch bewusst und absichtlich vor. Ein solcher Auslöser, dies zu tun, ein wahrer Katalysator, ist ein Verlust. Eine Liebe zerbricht, ein geliebter Mensch stirbt oder uns oder einem Nahestehenden ereilt eine schwere Erkrankung. Ein solcher Verlust an Vitalität, an Lebenskraft, an Selbstverständlichkeit, dass alles in Ordnung ist und bleibt, und vor allem der drohende Verlust des eigenen Lebens stößt Veränderung an, ja, er macht das Festhalten an alten Gewohnheiten und Glaubenssätzen oft sogar unmöglich. Es liegt an uns, diese Aufforderung zur Veränderung anzunehmen und das Beste aus ihr zu machen. Wann hat man schon die Möglichkeit, sein Leben ultimativ zu ändern, wann sonst tritt diese Aufforderung so deutlich ins Bewusstsein, schreit einem so direkt ins Gesicht, die Zügel des eigenen Lebens in die Hände zu nehmen und loszupreschen, mit Mut und Hingabe diese Veränderung anzunehmen und neue Wege zu beschreiten, wann, wenn nicht nach einer schweren Erkrankung? Natürlich gibt es keine Pflicht zu kämpfen und sich zu verändern; ein jeder kann für sich entscheiden, was er will. Es gibt keinen Wettlauf zur Gesundheit, keinen Wettbewerb des persönlichen Glücks. Auch krank zu sein ist erlaubt, Krankheit ist eine Erfahrung, die zum Leben gehört. Und auch sterben ist erlaubt, natürlich. Wenn die Seele alles gelebt hat, was zu leben Absicht war, warum sollte man Geist und Körper nicht erlauben, zu gehen? Für manche mag das zutreffen, für die meisten jedoch, so denke ich, ist das Leben auch weiterhin spannend und erstrebenswert. Das Leben loszulassen ist für fast jeden Menschen so unendlich schwer, egal wie schlecht es einem ergeht. Immer noch ist Hoffung vorhanden, auf Besserung, auf schöne Augeblicke, auf eine Wende zum Guten hin. Eine Erkrankung stößt uns an, eine solche Wende anzunehmen und uns neu zu orientieren.

Auf sich selbst hören – die eigenen Gefühle achten

Was soll ich tun, was lassen? Was ist richtig, was falsch? Kämpfen oder sich ergeben? Wütend sein, auf sich, auf die Krankheit oder sie zulassen oder gar als Teil des Selbst lieben? Auf ihre mögliche Botschaft hören, sie zum Teufel schicken? Muss ich mich schonen, ängstlich darauf achten, was mir guttut? Wenn ja, was tut mir gut? Muss ich jetzt ein völlig neues Leben beginnen, um ein Rezidiv zu verhindern?

Antworten auf diese Fragen können die eigenen Gefühle, das innere Wissen, geben. Gefühle sagen dir, was richtig ist. Richtig für dich und niemand anderen sonst. Die Frage ist die: Erkenne ich meine Gefühle noch? Sind sie klar und sprechen sie eine deutliche Sprache? Oder sind sie bereits begraben, verschüttet unter einem Gedankenberg, aus dem seinerseits wieder gefühls*ähnliche* Regungen dringen können. Oftmals sind Gefühle kaum mehr wahrzunehmen. Vor allem, wenn man schon sehr oft über eine Frage nachgedacht hat, die einer Entscheidung harrt. Wenn man erst überlegen muss, welche der Möglichkeiten am besten für einen ist, wenn man Für und Wider sucht, findet und abwägt, dann hat man sich bereits im Gedankendschungel verirrt, der mit den Gefühlen nichts zu tun hat. Glücklicherweise ist es aber nicht immer schwer, seine Gefühle zu orten, viele Menschen, die nicht von übermäßiger Gedankenaktivität geplagt sind, haben keine Probleme damit. Sagt einem also sein Gefühl, welcher Schritt der richtige ist, sagt es einem, was einem guttut, dann sollte man dies guten Gewissens auch annehmen und befolgen. Ein Beispiel: Sagt das Gefühl, dass man ins Freie gehen und loslaufen soll, dann laufe man los. Sagt es, dass man sofort mit dem Rauchen aufhören soll, dann rauche man nie wieder einen Zug. Sagt es, dass man meditieren soll, dann schaffe man sich Raum und Zeit dafür. Jeder Mensch funktioniert anders, jeder hat verschiedenen Bedürfnisse – auf diese zu hören, ist ein Schritt in die richtige Richtung. Um zu wissen, ob man etwas tun oder lassen soll, bewährt sich die Frage: »Tut mir das gut?«

Die berühmte Frage nach dem Warum

Tritt eine Erkrankung ins Leben, stellt sich bei vielen Betroffenen früher oder später die Frage nach dem Warum. Warum ich? Warum jetzt? Gibt es einen Grund dafür? Bin ich schuld? War es Zufall? Schicksal? Warum nur, lieber Gott, warum?

Eine Antwort lässt sich nach dem heutigen Stand der Wissenschaft nicht geben. Es gibt objektive Risikofaktoren wie Rauchen, Pestizide und andere Gifte, die Krebs auslösen können, aber ob sie tatsächlich im einzelnen Fall ursächlich waren, lässt sich nicht beweisen. Darum ist es eine Glaubensfrage, die jeder für sich beantworten muss. Die einen glauben, dass es purer Zufall ist, dass es einen getroffen hat, andere meinen, die Gene seien Schuld (wenn es auch andere Familienmitglieder bereits getroffen hat), andere suchen die Ursache in der Umwelt (Gifte in der Nahrung und der Luft, Passivrauchen etc.), andere in Leid, das ihnen zugefügt wurde und das Traumata ausgelöst hat, manche glauben immer noch an eine göttliche Strafe (die Vorstellung eines rachsüchtigen Gottes ist nicht aus der Welt zu schaffen), andere suchen die Schuld bei sich selbst, in der eigenen Vergangenheit, im falschen Denken, in einer inneren Schuld, die sich im Körper manifestiert.

Das Warum lässt sich also nicht objektivieren. Ein jeder muss für sich selbst entscheiden, was er für die Ursache hält, oder ob es mehrere Ursachen sind, ein Ursachenbündel, eine Belastungskonglomerat, das sich schließlich in der Erkrankung manifestiert hat. Oder man legt diese Frage beiseite, da es ohnehin keine gesicherte Antwort geben kann.

Statt nach dem *Warum* zu fragen, ist es sinnvoller zu formulieren: *Wozu* habe ich diese Erkrankung bekommen? Das *Warum* beschäftigt sich mit der Vergangenheit, das *Wozu* richtet den Fokus auf die Zukunft. Viele Betroffene, mit denen ich gesprochen habe, haben darauf ihre Antwort gefunden. »Um mein Leben zu ändern«, »um meiner Hölle zu entkommen«,

»es war mir alles zu viel, die Krankheit hat mich gezwungen, endlich mit allem Stress Schluss zu machen.« Wozu erkrankt? Manche beantworten diese Frage dahingehend, dass man sein Leben umkrempelt, endlich das Leben lebt, so wie man es sich eigentlich wünscht, und seine Tage nicht weiterhin sinnlos vergeudet. Sie interpretieren die Erkrankung als Wink mit dem Zaunpfahl, endlich ein schöneres und besseres Leben in Angriff zu nehmen.

Gesundes Bild

Hat man sich mit dem Warum und Wozu der Erkrankung auseinandergesetzt oder diese Fragen beiseitegelegt und die Erkrankung weitgehend aufgearbeitet (in Gesprächen mit einem Psychoonkologen, mit Freunden und Familie, in einer Psychotherapie, einer Selbsthilfegruppe), sollte man nicht ewig in dieser Phase verharren, sondern einen Schritt vorwärts machen. Dieser nächste Schritt besteht darin, den Fokus nicht länger auf die (vergangene) Krankheit zu richten, sondern auf die Gesundheit. Wer sich ständig mit der Erkrankung oder der überstandenen Erkrankung beschäftigt, lässt diese nicht los und wird sie dadurch nicht los. Ist man noch krank, sollte man sich vorstellen, wie es sein wird, wieder völlig gesund zu sein. Vorstellen, was man alles machen wird, worauf man sich freut. Gedanken, Worte und Handlungen bestimmen unser Sein und Werden. Richte ich meine Gedanken, Worte und Handlungen so aus, als wäre ich bereits gesund (wenn ich noch krank bin) oder dahingehend, gesund zu bleiben (wenn ich genesen bin), dann ist damit viel gewonnen. Wir selbst haben viel Macht in uns, wir sind mehr Schöpfer unseres Lebens, als wir ahnen. Wenn man also gesund werden oder bleiben möchte, sollte man sich auf Gesundheit ausrichten. Das kann gelingen, indem wir ein gesundes Selbstbild entwerfen. Zahllose Worte stehen hierfür zur Verfügung. So etwa: »Ich bin gesund. Es geht mir gut. Es geht mir von Tag zu Tag besser und besser. Es geht mir großartig. Ich bin stark!«

Diese Ebene der Gedanken gilt es auch in Worte umzusetzen. Ist man es gewöhnt, über sein Schicksal zu jammern, sollte man das sein lassen. Es wird die Umwelt verblüffen, wenn man die simplen Worte sagt: »Danke, es geht mir sehr gut.«

In den ersten Wochen, Monaten und vielleicht auch Jahren ist das Bedürfnis nach Austausch groß und eine Zeit lang ist es sehr hilfreich, mit anderen zu sprechen. Doch irgendwann kommt der Punkt, an dem man sich als gesund definieren und ein gesundes Selbstbild verinnerlichen sollte. Und letztlich ist es hilfreich, den Gedanken und Worten auch Taten folgen zu lassen. Das heißt, ich benehme mich nicht mehr wie ein (ehemals) Kranker, sondern gehe aufrecht, meiner selbst bewusst, stark und ohne leidende Gebärden durch das Leben. Ohne Ängstlichkeit setze ich immer größere Schritte hinaus in eine Welt, die sich durch die Erkrankung vielleicht sehr stark eingeengt hat. Raus aus dem Schneckenhaus sozusagen. Neuen Zielen entgegen, jedoch mit mehr Bewusstsein über den Wert eines jeden Augenblicks.

Dieses gesunde Bild zu verinnerlichen, ist keine Sache, die von heute auf morgen gelingt. Ist man noch krank bzw. liegt die Krankheit erst Monate oder wenige Jahre zurück, zwingen einen medizinische Behandlungen oder Kontrollen ständig in die Rolle des Kranken oder zumindest Gefährdeten zurück. Diese Behandlungen und Kontrollen durchzuführen und sich dennoch das Bild eines Gesunden einzuprägen und zu bewahren, ist eine Herausforderung, die jedoch gelingen kann. Steter Tropfen höhlt den Stein. In diesem Sinne wirken Gedanken, aber auch Worte und Handlungen wie Tropfen. Sind diese positiv ausgerichtet, finden sie ihren Weg, sind sie negativ ausgerichtet, ebenso.

Am Ende dieses Selbsterziehungsprozesses steht der Mensch, der seine Erkrankung auch mental hinter sich gelassen hat. Ein Mensch, der sich damit nicht mehr beschäftigen muss, außer er will anderen helfen, die noch nicht so weit sind wie er selbst. Diese Phase tritt ein, wenn das gesunde Selbstbild voll verinnerlicht ist und man Taten folgen lässt, indem man wieder in ein lustvolles Leben eintaucht und sich einlässt auf das, was das Leben vielleicht zu bieten hat.

Wertschätzung, Dankbarkeit, leben im Jetzt

Das Leben danach wird nie wieder sein wie das Leben davor. Das klingt traurig, muss es aber keineswegs sein. (Überstandene) Krankheit verändert und das hat auch seine guten Seiten. Durch das Bewusstsein der Endlichkeit schätzt man nun das Leben an sich und jeden Augenblick viel mehr als zuvor. Und man kann sich entscheiden, ob man für die Krankheit auf jemanden böse sein will (auf Gott? die Zigarettenlobby? …) oder ob man ab sofort dankbar ist: für jeden Moment, den man leben darf, für großes und für kleines Glück. Dankbar zu sein, hilft einem selbst enorm. Das Ende des Haderns (mit vermeintlichem Pech, dem Schicksal, das es nicht gut mit einem meint, den Ärzten ...), das Ende des Grolls – all das lässt uns leichter atmen, macht alles mild und lässt vieles in hellerem Licht erscheinen. Hat man eine Krankheit überstanden oder ist man zumindest in einem stabilen oder hoffnungsfrohen Zustand, muss man sich die Dankbarkeit mit der Zeit immer wieder ins Gedächtnis rufen, damit sie im Alltag nicht verblasst und verloren geht. Ärgert man sich wegen Nichtigkeiten, gilt es sich zu besinnen und zu fragen: Was ist los mit mir? Ich lebe! Und sofort stellt sich wieder der warme Fluss von Dankbarkeit ein, der allen Ärger binnen Sekunden in Luft auflöst.

Da die Erkrankung jedem Einzelnen vor Augen führt, dass das Leben endlich ist, ändern viele die Sichtweise ihres Daseins. Prioritäten verschieben sich, oft verliert die Arbeit an Wichtigkeit, der Wert der Familie dagegen steigt. Auch Einstellungen ändern sich: Mehr Gelassenheit tritt ins Leben, oft wundert man sich, über welche Lappalien man sich früher aufgeregt hat. Statt immerzu über das Gestern zu hadern und sich vor dem Morgen zu fürchten, tritt bei vielen das Jetzt ins Zentrum der Aufmerksamkeit. Das Motto: Heute gilt es, das Leben zu genießen, die großen und vor allem die vielen kleinen Freuden des Lebens werden bewusster wahrgenommen.

Stärke

Auf Schicksalsschläge kann man mit Schwäche oder mit Stärke reagieren. Da eine schlimme Diagnose zweifellos ein Trauma auslöst, ist man anfangs in der Defensive. Wie lange diese andauert und ob man aus ihr einen Weg findet, ist von Person zu Person sehr verschieden. Ich habe von Menschen gehört, die schon kurze Zeit nach der Diagnose sinngemäß gesagt haben sollen: »Mit mir nicht! Ich werde wieder gesund, was anderes kommt überhaupt nicht infrage.« Die meisten Menschen reagieren allerdings anders. Geschockt und verzweifelt vor allem, hilflos und vielleicht auch wütend. Viele fühlen sich als Opfer, auch wenn sie nicht sagen können, wer der Täter ist. Menschen mit einer sogenannten »dünnen Haut« (also hochsensible oder sensitive Menschen) brauchen gewöhnlich länger, um Eindrücke und Geschehnisse zu verarbeiten. Sie sind sehr emotional veranlagt und nehmen sich Dinge stark zu Herzen. Aber gleichgültig, ob dicke oder dünne Haut, für jeden Betroffenen kommt nach Wochen, Monaten oder vielleicht erst nach Jahren der Zeitpunkt, an dem er sich aus dem Opferdasein erheben kann. An dem er seinen Rückzug beenden und seine Ängstlichkeit bewusst betrachten und abstreifen kann. Es kommt der Zeitpunkt, an dem man sich bewusst entscheiden kann, ab sofort stark zu sein. Man darf niemandem vorhalten, wenn dieser Zeitpunkt nicht und nicht kommen mag, oft dauert es einfach sehr lange, denn Veränderung benötigt Kraft und ein Wechsel vom Opferdasein hin in die Stärke, in die Rolle des Menschen, der die Zügel wieder in die Hand nimmt, ist eben eine große Veränderung und benötigt eine gehörige Portion Energie.

Ich kann nur empfehlen, diesen Schritt nach einer für Sie persönlich ausreichenden Zeit zu setzen. Die Ängstlichkeit Schritt für Schritt hinter sich zu lassen und sich bewusst der eigenen Stärke zuzuwenden. Und zwar in Gedanken, in Worten und in Handlungen. Zu denken wie ein starker Mensch, so zu sprechen und auch so zu handeln.

Wer meint, dazu nicht in der Lage zu sein, der möge sich nur einmal all die Leistungen vor Augen führen, die er in seinem Leben bereits erbracht hat. Denkt man genügend darüber nach, fallen einem eine ganze Palette an kleinen und großen Erfolgen ein. Egal ob Schule, Ausbildung, Beruf, Haus bauen, Vater sein, Mutter sein und all die vielen, vielen Situationen, in denen ein jeder bereits hinlänglich bewiesen hat, was in ihm steckt. Wir alle sind stärker, als wir meinen.

Eine (überstandene) Krankheit ist ein solcher Wendepunkt, an dem ein jeder sagen kann. »Es reicht, es ist genug. Ab sofort bin ich wieder stark.« Vielleicht sagen manche auch: »So stark wie nie zuvor.«

Kontakte

Kontakt zum Autor:
www.thomashartl.at

Kontakte zu Personen aus dem Buch:
Mag. Monika Hartl
www.krebshilfe-ooe.at/beratung/beratungsstellen_ooe.shtm

Dr. Hans Morschitzky
www.panikattacken.at

Dr. med. Helmut Retzek
Arzt für Allgemeinmedizin, klassische Homöopathie, integrative biologische Methoden
Oberbleichfleck 2
A-4840 Vöcklabruck
Tel.: +43 (0) 7672-23700
www.homeopathy.at

Andreas Auer
a1.andreas@A1.net

Peter Auer
goapeter1612@gmx.at

Caroline Bebié
caroline.bebie@live.at

Lothar Berger
berger.lothar@t-online.de

Uta Büchner
Landesvorsitzende
Landesverband Berlin/Brandenburg e. V.
der Frauenselbsthilfe nach Krebs
Tel.: +49 (0) 33841 35147
u.buechner@frauenselbsthilfe.de

Alfred Habichler
alfred.habichler@24speed.at

Barbara Hagendorf
barbarahagendorf92@gmail.com

Edeltraud Haischberger
www.haischberger.at

Angelika Kastner
Diplomlebensberaterin
office@lebensfuelle.at
www.lebensfuelle.at

Sonja Kitzmüller
sonja.kitzmueller@gmail.com
www.sonja-kitzmueller.at

Birgit Mally-Blank
DIE MUTMACHER e. V.
Das Gesundheitsnetzwerk für Menschen mit Krebs
Postfach 1165
91316 Ebermannstadt
Tel.: +49 (0) 9194-7245 888
info@diemutmacher.com
www.diemutmacher.com

Roswitha Maurhart
rosimaus@drei.at

Dr. Andrea Nicolaus
nicolaus@schaffler-verlag.com

Herbert Oth
www.hodenkrebs.at

Renate Peterseil
Renate.Peterseil@gmx.at

Edith Prein
shg.hirntumor.graz@gmx.at
www.shghirntumor.at

Sonja Ruß
russ@remaprint.at

Marlies Schagerl
marlies1973@gmx.net

Helga Thurnher
SH-Darmkrebs
info@selbsthilfe-darmkrebs.at
www.selbsthilfe-darmkrebs.at

Kontakte zu Verbänden und Selbsthilfegruppen:
Deutsche Krebsgesellschaft e. V.
Kuno-Fischer-Straße 8
D-14057 Berlin
Tel.: +49 (0) 30 322932-90
Fax: +49 (0) 30 3229329-66
service@krebsgesellschaft.de
www.krebsgesellschaft.de

Österreichische Krebshilfe Dachverband
Wolfengasse 4
A-1010 Wien
Tel.: +43 (0) 1 796 64 50
service@krebshilfe.net
www.krebshilfe.net

Krebsliga Schweiz
Effingerstrasse 40, Postfach 8219
CH-3001 Bern
Tel.: +41 (0) 31 389 91 00
Sabine.Jenny@krebsliga.ch
www.krebsliga.ch
www.facebook.com/krebsliga

Selbsthilfe:
www.frauenselbsthilfe.de
www.krebshilfe.de/wir-helfen/krebs-selbsthilfe.html
www.krebshilfe-wien.at/Selbsthilfegruppen
www.fgoe.org/aktivitaeten/selbsthilfe
www.krebsliga.ch/de/leben_mit_krebs/kurse__seminare__gruppen/selbsthilfe/

Allianz Chronischer Schmerz
(Nach einer Chemotherapie treten oft neuropathische Schmerzen auf.)
info@schmerz-allianz.at
www.schmerz-allianz.at

Psychologische Beratung:
www.dapo-ev.de
www.oegpo.at
www.oearp.at
www.krebsliga.ch/de/fachpersonen/psychoonkologie/
www.psychoonkologie.ch

Rehabilitation
www.krebsinformationsdienst.de
www.oearp.at/Onkologische-Rehabilitation
www.krebsliga.ch

Zahnärzte:
Hier einige Zahnärzte, die Zahnregulierungen (Stichwort Amalgam) durchführen:

Paracelsus Klinik Lustmühle
Kompetenzzentrum für Biologisch-Integrative Medizin und Zahnheilkunde
Battenhusstraße 12
CH-9062 Lustmühle
Tel.: +41 (0) 71 335 71-77
www.paracelsus.ch

Praxisklinik Dr. med. dent. Johann Lechner
Grünwalder Str. 10 a
D-81547 München
Tel.: +49 (0) 89 697 00 55
praxis@dr-lechner.de
www.dr-lechner.de (hier kann man Details zur Ausleitung nachlesen)

Dr. Thorsten Hüttermann
Praxis für ganzheitliche Zahnmedizin
Gesundheitszentrum Sterkrader Tor
Bahnhofstr. 82
D-46145 Oberhausen
Tel.: +49 (0) 208 60 704 25 0
www.umweltzahnarzt.de

Dr. Angela Mursch-Edlmayr
Wimhölzlstraße 22
A-4020 Linz
Tel.: +43 (0) 732-65 51 46

Literaturempfehlungen

Tanja-Dimitra Diamantidis, *Den Krebs bewältigen und einfach wieder leben.* Verlag Trias, ISBN 9783830439028, 2. Auflage

Gustav Dobos/Sherko Kümmel, *Gemeinsam gegen Krebs. Naturheilkunde und Onkologie – Zwei Ärzte für eine menschliche Medizin.* Verlag Zabert Sandmann, ISBN 9783898832656

Edeltraud Haischberger, *Frau, stell dich auf die Füße!: Das Anti-Hascherl Buch.* Ennsthaler Verlag, ISBN 9783850688659

Thomas Hartl/Reinhard Hofer, *Geheilt! Wie Menschen den Krebs besiegten.* Verlag Carl Ueberreuter, ISBN 9783800072866, 9. Auflage

Hans Morschitzky/Thomas Hartl, *Die Angst vor Krankheit – verstehen und überwinden.* Verlag Patmos, ISBN 9783843601535, 2. Auflage der Neuausgabe

Hans Morschitzky/Thomas Hartl, *Raus aus dem Schneckenhaus – Soziale Ängste überwinden.* Verlag Patmos, ISBN 9783843600255, 2. Auflage

O. Carl Simonton, *Wieder gesund werden: Eine Anleitung zur Aktivierung der Selbstheilungskräfte für Krebspatienten und ihre Angehörigen. Mit CD. Übungen zur Entspannung und Visualisierung nach der Simonton-Methode.* Verlag rororo, ISBN 978-3499611520

Alternative und Grüne GewerkschafterInnen OÖ (Hg.)
Stopp Burn-out – Wissen, Meinungen, Hilfe und Tipps
Bezugsquelle AUGE/UG Oberösterreich, Landgutstraße 17, 4040 Linz

Für spirituell interessierte Leser:

Eckhart Tolle, *Jetzt! Die Kraft der Gegenwart.* Verlag Kamphausen, ISBN 9783899013016

Neale Donald Walsch, *Gespräche mit Gott.* Band 1. Goldmann Arkana TB, ISBN 9783442217861

Neale Donald Walsch, *Gespräche mit Gott.* Band 2: Gesellschaft und Bewußtseinswandel. Goldmann Arkana TB, ISBN 9783442218387

Neale Donald Walsch, *Gespräche mit Gott.* Band 3: Kosmische Weisheit. Goldmann Arkana TB, ISBN 9783442218516

Danke

Ein großes Dankeschön an alle, die mit ihren Beiträgen das Buch zu dem gemacht haben, das nun vor Ihnen liegt. Alle Beiträge wurden erstellt im Bemühen, anderen damit zu helfen, eine beeindruckende Tatsache. So bedanke ich mich herzlich bei Alina, Andreas Auer, Peter Auer, Caroline Bebié, Lothar Berger, Uta Büchner, Elisabeth Dietz-Buchner, Silke Gugenberger-Wachtler, Dr. Alfred Habichler, Barbara Hagendorf, Edeltraud Haischberger, Mag. Monika Hartl, Angelika Kastner, Sonja Kitzmüller, Birgit Mally-Blank, Roswitha Maurhart, Dr. Hans Morschitzky, Dr. Andrea Nicolaus, Herbert Oth, Renate Peterseil, Ingrid Poxleitner, Edith Prein, Ingrid Preitschopf, Dr. Helmut Retzek, Sonja Ruß, Marlies Schagerl und Helga Thurnher.

Mein Dank gilt auch all jenen, die mir durch ihr Wissen, ihre Ratschläge, ihre Kontakte oder einfach durch ihren Zuspruch, das Buch auch wirklich zu machen, dabei geholfen haben, das Vorhaben in die Tat umzusetzen. Insbesondere bedanke ich mich bei Heidi Vitez, Alois Saurugg, Mag. Brigitte Maria Gruber und Caroline Mohr, die mir durch ihre Kontakte sehr geholfen haben.

Weiters bedanke ich mich bei all jenen, die mir durch ihre Unerstützung oder einfach durch ermunternde Worte ein Stück weit geholfen haben, dieses Projekt zu realisieren. Das sind: Dr. Thomas Kroiss, Elisabeth Rabeder, Ina Schriebl, Alexandra Silber, Peter Schwan, Doris Baumann, Christina Aberl, Mag. Reingard Hechtl, Anita Groß, Andreas Salcher, Dipl.-Psych. Sylvia Harke, Mag. Peter Flink, Ralf Strobl, Mag. Christina Blach, Marco Vanek, Dr. Sabine Wied, Dr. Christian Krall, Susanne Fiala, Dr. Caroline Kleibel, Sabine Jenny, Lisa Kotschi, Claus Hager, Mag. Sabine Standenat, Judith Wischhof, Mag. Marina Gottwald, Mag. Beate Handler und Gerda Atteneder.

Ueberreuter-Verlagsleiterin Birgit Schott hat das Buchprojekt von der ersten Minute an tatkräftig unterstützt, ihr gilt mein Dank ebenso wie »meiner« Lektorin Mag. Marielle Weiss für die tolle Zusammenarbeit.

Großen Dank auch an meine Frau Renate, die mir wertvolle Inputs gegeben und den Rücken freigehalten hat, um das Buch mit der nötigen Ruhe schreiben zu können. Wolfgang Pichler, Psychotherapeut und Freund, thanks für deine mentale Unterstützung!

Thomas Hartl
www.thomashartl.at